세포를 재생시켜
난치 · 불치병을 치료하는
야채즙 · 과일즙

세포를 재생시켜
난치 · 불치병을 치료하는

야채즙 · 과일즙

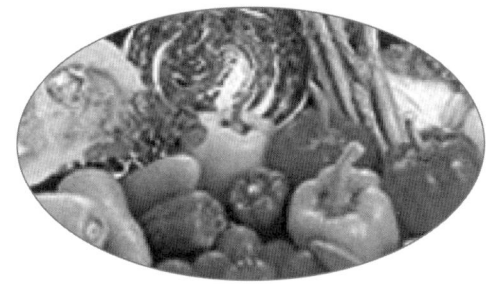

노먼 워커 지음 / 김태수 · 윤승천 역

건강신문사

세포를 재생시켜 난치·불치병을 치료하는
야채즙·과일즙

초 판 1쇄 | 1999년 06월 25일
개정 판 1쇄 | 2013년 06월 15일

저   자 | 노먼 워커
역   자 | 김태수·윤승천

발행인 | 윤 예 제
발행처 | 건강신문사
등록번호 | 제 8-00181호

주소 | 서울특별시 은평구 가좌로 10길 26
전화 | 305-6077(대표)
팩스 | 305-1436

인터넷 건강신문 | www.kksm.co.kr / www.kkds.co.kr

ISBN 978- 89-6267-056-1 (03510)

정가   15,000원

＊잘못된 책은 바꾸어 드립니다.
  이 책에 대한 판권과 모든 저작권은 모두 건강신문사측에 있습니다.
  허가없는 무단인용 및 복제·복사·카페·블로그·인터넷 게재를 금합니다.

역자서문

노먼워커 박사의 이론은 생즙의 교과서

　미국에서 발간된 생즙에 관한 책들을 읽어보면 그 내용들이 거의 비슷비슷하다는 것을 쉽게 알 수가 있다. 특히 그 저자들의 생즙에 대한 이론과 주장이 노먼 워커 박사가 쓴 이책을 근간으로 했다는 것도 알게 된다. 그만큼 노먼 워커 박사의 생즙에 대한 이론과 실제는 오래전부터 생즙의 교과서로 높이 평가되어 왔다.
　한국에서도 녹즙이나 과일즙에 관한 책은 대부분 노먼워커의 책을 베낀 수준이다. 그래서 녹즙이든 과일즙이든 생즙에 관한 그의 저서는 이미 오래전부터 국내에서 자연의학(대체의학)과 자연건강법을 공부하고 실천하는 이들이 반드시 읽어야 할 필독서가 되었다.

　그러나 노먼 워커 박사가 쓴 이책이 처음 출간된 시대와 지금의 시대는 여러 가지로 많이 다르기 때문에 일부 예스러운 부분이 많은것도 사실이다. 가급적 원서의 의도를 벗어나지 않은 범위내에서 요즈음식으로 표현하도록 노력했으나 그래도 다소 어색한 표현도 있다. 이런부분은 앞으로 보완해 나갈 생각이다.

또한가지는 원서에서 주장한 내용만을 그대로 옮기고 주석을 보태지 않으면 시대가 바뀌었기 때문에 생즙기의 선택과 생즙을 마시는 방법에 있어서 자칫하면 혼동에 빠질 수도 있어 생즙과 생즙기에 대한 소견을 달았다. 우리가 말하려는 소견은 대부분 짧은 것이나 생즙을 이용하려는 분들에게는 매우 중요한 정보가 될 것으로 확신한다.

생즙을 마시려면 생즙기와 재료와 생즙을 만드는 사람이 있어야 한다. 옛날에는 강판에다 채소나 과일을 갈아 천에 받쳐서 즙을 짜내었으나 요즈음에는 그러한 중노동을 하려는 사람들은 없을 것이

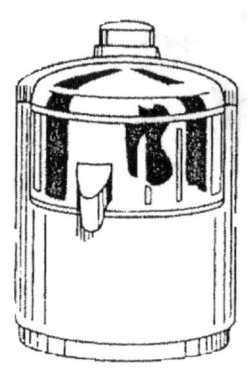
샌트리퓨걸 생즙기

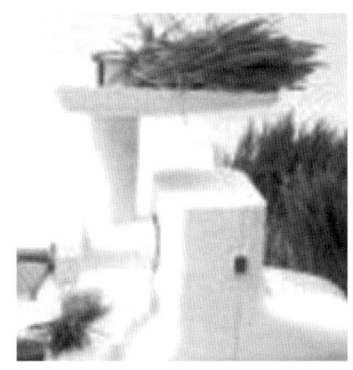
미러클 생즙기

다. 하루에 짜야 할 양이 한두잔 정도라면 혹시 있을수도 있겠으나 전가족이 하루에 3잔 이상은 마셔야 한다면 누가 그 중노동을 해낼 것인가. 그래서 반드시 생즙기가 있어야 한다.

우리나라에서는 일반적으로 회전 속도가 빠른 기계는 주서기로, 그리고 속도가 느린 기계는 생즙기 또는 녹즙기로 부르고 있다.

회전속도가 빠른 기계는 회전 과정에서 발생하는 열이 채소에 있는 비타민 C 등 중요한 원소들을 파괴시키기 때문에 사용하지 않는 것이 좋다고 한다.

여기에 대한 의견은 자연의학계에서는 모두들 인지하고 있는

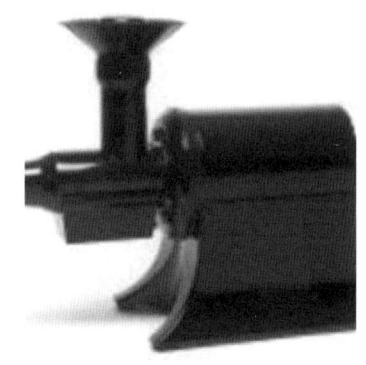

챔피언 생즙기

사실이다. 그래서 고속의 주서기로는 생즙을 짜지 않아야 한다. 특히 중증 질병을 치료하기 위해서나 건강 관리를 위해 생즙을 마시려면 반드시 저속의 생즙기를 이용해야 한다.

오늘날 세계에서 생즙을 가장 선호하는 국민은 미국인들이다. 그리고 현재 미국에서 사용되고 있는 저속의 생즙기로는 노워커기가 가장 좋다고 알려져 있다. 그런데 그 기계는 분쇄기와 착즙기로 분리가 되어 있어서 다루기가 까다롭고 일반 가정의 주방에 비치하기도 어려울 정도로 크다. 그리고 값이 매우 비싸다. 그 기계 외에 챔

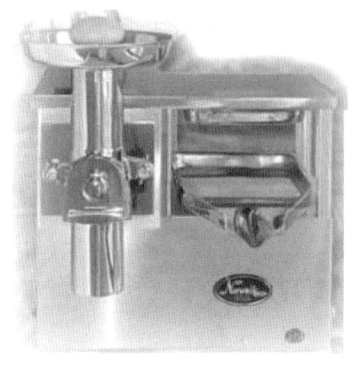 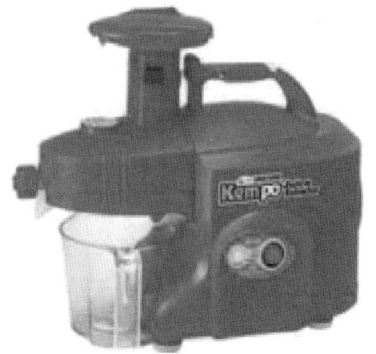

노워커생즙기   캠포 생즙기(한국산)

피언기 등 일반 대중에게 잘 알려진 생즙기도 있으나 그 기계로는 섬유질이 강한 채소를 갈 수가 없다.

　예를 들어서 밀순(북미 사람들은 밀순을 가정에서 재배하여 생즙을 만들어 먹기를 좋아한다)으로 생즙을 짜려면 두 가지의 기계를 사용하지 않으면 안된다. 즉 분쇄기와 착즙기를 이용해야 하는 것이다. 이러한 이유때문에 그동안 미국의 생즙동호인들이 매우 고생을 했다. 그러나 한국산의 생즙기를 이용하면 하나의 기계만으로도 쉽게 해결이 된다. 밀순과 같이 섬유질이 강한 식물도 간단히 갈아지는 것이다.

　이 한국산의 기계가 작동하는 것을 처음으로 대하는 미국인들은 모두 한결같이 놀라워 한다. 미국에선 해마다 대규모의 자연상품 전시회가 세 차례 열리고 있다.

　3월에는 L.A의 애너하임에서, 7월과 9월에는 주로 라스베이거스와 밸티모어에서 열리는데, 이 전시장에 출품된 한국산 생즙기를 본 미국인들이 모두 놀라워하고 있다.

노워커기처럼 분쇄기와 착즙기로 분리되어 있지 않으면서도 밀순 등 까다로운 채소가 쉽게 갈아지기 때문이다.

한국산 생즙기의 품질이 세계에서 가장 뛰어나다는 것은 아무래도 어떤 상징적인 의미를 지니고 있는 것 같다. 우리나라 사람들이 21세기에서 일으켜야 할 의학의 개혁을 주도할 수도 있다는 뜻이 거기에 내포되어 있는 것이라고 우리는 믿고 싶다. 그것은 참으로 반가운 일이라고 아니할 수가 없다. 현재 미국에서 아유베다 의학이 매우 각광을 받고 있다. 아유베다란 인도의 정통의학으로 1985년에 미국에 집중적으로 소개되었다. 체질에 따라 취해야 할 음식이 다 다르다는 것이 그 요법의 중심 사상 중의 하나이다. 모든 사람들의 체질을 기본적으로 바타, 피타, 카파의 셋과 다시 그 기본 체질의 혼합형들로 나누어서 각 체질에 따라 맞는 음식을 취하게 하는 것이다. 아유베다 요법으로 암을 치료한 사례들을 디팍 초프라 박사는 그의 저서에서 예거하고 있다. 그 책에서 그는 체질 식사법을 중심으로 환자들을 치료한 경험도 소개하고 있다.

체질에 따라 식사의 내용이 달라야 한다는 사상은 한국에서도 있어 왔다. 이제마는 체질을 태양, 소양, 태음, 소음의 4가지로 분류했는데, 근래에 와서 이 체질들을 각각 1형과 2형으로 세분하여 다시 8상으로 나누었다. 4상체질론이 8상체질론으로 발전한 것이다. 이명복 박사 등은 환자들에게 체질에 따라 음식을 가려 먹게 하여 많은 효과를 보고 있다고 증언하고 있다. (역자주 : 사상체질, 팔상체질 감별법/ 사상체질 팔상체질 식이요법 ; 건강신문사 출간)

 체질에 따라 음식이 달라야 한다면 생즙의 종류도 반드시 체질에 따라 달라야 한다. 아니면 여러 가지의 재료를 섞어서 혼합즙으로 만들어 마셔야 안심이 갈 것이다. 그런데 생즙가게에서는 값이 비싸거나 건강에 좋다고 알려진 한 두 가지의 재료만을 이용한다. 그것이 여러 가지 의미에서 그들에게는 편하기 때문이다. 그들 식품군이 대개 음식품이다. 우리 나라 사람들의 70%가 태음과 소음의 음체질 소유자이며 그들에게는 음성의 생즙은 사실 맞지가 않다.

 양성의 생즙을 마셔야 할 것이다. 그래서 이와 같은 위험을 피하고 안심하고 확실한 생즙을 마시려면 각자가 가정에서 생즙을 마련해야 한다. 계절에 따라 생산되는 채소를 잎, 줄기, 뿌리를 포함시켜서 다섯 가지 정도를 함께 갈아서 생즙을 만드는 방법이다. 그리고 값비싼 것을 취하려고 하지 말고 쉽게 구할 수가 있는 값이 싼 재료를 이용하는 것이다. 거기에다 야생의 먹을 수가 있는 풀들을 혼합시키면 더욱 좋을 것이다.

 자연의학의 선각자로 알려진 막스 거슨 박사의 치료법을 이행하는 병원에서는 환자들에게 하루 13잔의 생즙을 권하고 있다. 그것은 대단히 많은 양이다. 환자가 아닌 사람들도 끼니마다 한 잔씩을 마셔야 한다는 노먼 워커 박사의 이론을 따르려면 그에 필요한 생즙을 만들기가 쉽지 않다. 그래서 우리는 생즙기의 작동을 주부에게만 맡겨서는 무리라고 생각한다. 서양의 경우 대개 부부가 함께 생즙을 만든다. 생즙을 만드는 데에 필요한 채소 고르기와 채소 기르기는 물론이고, 생즙을 만드는 일도 남편들이 부인들과 함께 하고 있다. 그래서 우리나라의 남편들도 미국의 남편들처럼 자신의 건강과 가족의 건강을 지키기 위하여 적극적인 행동을 보여야 할 것이다. 자신의 건강은 스스로가 지켜야 하므로 남편들이나 다 자란 자녀들이라면 주부를 거들어서 함께 생즙을 만들어야 하는 것은 당연한 일이라고 생각해야 한다.

    생즙에 대한 논의를 할 때마다 몇 가지 어려운 주제가 있어 왔다. 그동안 몇몇 일본인 의사들의 주장에 따라 당근 단독즙은 간기능 강화에 좋지 않다는 것과 묽은 액체가 아닌 범벅즙(갈아낸 섬유질을 섞은 것)을 마셔야 한다는 것들이다. 그리고 신장 기능이 약한 분들도 생즙을 마실 수가 있느냐 하는 것이다.
    이 책에서는 당근 단독즙을 매우 높이 평가하고 있는데, 상기한 거슨 병원에서도 역시 당근 단독즙을 높이 평가하고 있었다. 막스 거슨 박사(1881~1959)는 모든 질병의 발병 원인은 간의 약화에서 시작된다고 했다. 따라서 그 병원에서 이용하는 치료법 중 가장 중요시하는 것이 간의 강화이다. 그래서 당근 단독즙을 높이 평가하게 된 것이다.

당근즙이 간 강화에 필수적이기 때문이다. 단맛을 내기 위하여 사과를 섞을 수도 있다고 했다. 음체질인 사람들은 사과를 섞어 먹으면 보완이 되어 당근 단독즙만으로 먹을 때의 미적직한 느낌을 해소할 수도 있을 것이다. 법벅즙의 경우도 일본인들의 견해가 잘못된 의견임이 분명하다. 거슨 병원에서도 즙과 찌꺼기를 철저히 분리하고 있다. 야채를 샐러드로 먹으면서도 생즙을 별도로 만들어 마시는 것이다. 이책에서 주장한 바와 같이 생즙과 생야채의 주된 기능이 다르기 때문이다.

거슨 병원에서는 신장의 기능이 20%까지만 남아있어도 생즙을 마실 수가 있다고 했다. 때에 따라서는 신장의 기능이 12~14%까지만 작동하더라도 생즙을 마실 수가 있다고 했다. 그 병원에서는 환자들에게 하루에 당근즙과 푸른 채소즙(여러 가지를 섞은 것)을 8온스컵으로 13잔씩 마시게 하는데 신장의 기능이 약한 분은 4온스컵으로 마셔야 한다고 했다.

우리나라 사람들은 대개가 성질이 급해서 무슨 일에서든지 쉽게 그리고 단시일내에 좋은 결과를 얻으려고 한다. 자연건강법을 실천하는 과정에서도 성급함을 보이는 분들이 많이 있다.

현미오곡밥이 좋다. 증류수가 좋다. 생즙이 좋다고 하면 그중에서 한가지 또는 두어가지만을 수주일이나 수개월 동안 실천해 보다가 뚜렷한 효과가 나타나지 않는다고 짜증을 내고는 그때까지 잘 실천하던 건강법들을 모두 취소해 버린다.

자연건강법을 실천한다거나 자연의학에 의지한다거나 하는 것은 자신의 그릇된 생활습관을 완전히 바꾸는 것이며 인생관을 바로 잡아나가는 것이다. 그것은 구도의 길로 들어서는 것이다. 결코 쉬운 일이 아니며 그렇다고 대단히 어려운 길도 아니다. 생각의 방향을 어느 쪽으로 잡아가느냐 하는 것이 문제일 뿐이다.

자연건강법을 상세히 그리고 깊이 있게 연구하여 자신과 가족 각자의 특징이 어떠하며 현재에 자리한 위치가 어디쯤인 가를 우선 알아 내어야 한다. 그리고 거기에 맞추어서 각자가 자신의 올바른 길에 따라 실천해야 하며 성급하게 중단하거나 포기를 해서는 안된다.

사람에 따라 나타나는 반응과 효과, 그리고 나타나는 시기와 모습이 다 다르기 때문이다. 생즙을 마시는 일은 가장 쉽게 자연건강법에 접근하는 하나의 방법이다. 생즙을 매일 마시는 간단한 방법으로 자신과 가족의 건강을 스스로 지킬수 있다..

끝으로 이 책에서 소개하고 있는 채소류 중에서는 국산이 없는 것도 있으나 필요에 의해서 앞으로 그러한 채소들이 국산화될 날이 올 것이라고 믿고서 원서의 내용에 가감을 하지 않았다는 점을 밝힌다. 그리고 번역서는 최근에 출간된 것을 원본으로 하였기 때문에 구서에 있던 '부모와 아이들을 위하여'와 '제독'은 제외시켰다.

김태수 · 윤승천

서문

야채즙과 과일즙은 훌륭하고도 완벽한 영양

　이 책을 준비하는 과정에서 노먼 워커 박사께서 보여주신 지칠 줄 모르는 협력에 나는 빚을 지고 있다고 말하고 싶다. 워커 박사께서는 아무런 조건을 제시하지 않고 자신이 체험한 결과들, 즉 실험과 분석의 결과들을 나의 재량에 맡겨 이 책이 편집되고 발행될 수 있게 했는데, 이는 역사상 처음으로 출간되는 것으로서 의미가 크다., 우리들이 매일 야채를 신선한 생즙으로 섭취하면 아주 상식적인 요법이지만 훌륭하고도 완벽한 건강법이라고 할 수가 있을 것이다. 이 책이 나와 같이 의료계에 종사하는 분들에게 유익한 참고의 길잡이가 되고 인류의 영양을 위하여 하느님이 창조하신 자연식을 통하여 최상의 득을 얻고자 하는 분들에게도 크게 도움을 줄 것을 희망한다.

의학박사 포프(R.D.Pope)

차 례

역자 서문 _ 5
서 문 _ 14

1장. 신선한 야채즙과 과일즙

01 신선한 야채즙과 과일즙 _ 21
02 인체에서 부족한 것은 무엇인가 _ 25
03 효소란 무엇인가 _ 26
04 왜 채소를 통째로 먹지 않는가 _ 32
05 화식(火食) _ 35
06 나의 첫 당근즙 _ 39
07 생즙은 농축식품이 아니다 _ 42
08 공해의 세계에서 살충제 방지법 _ 47
09 생즙은 얼마나 마셔야 하나 _ 50
10 생즙과 전체식은 다르다 _ 55

2장. 야채즙의 용도와 효과

자주개자리 _ 61

자주개자리즙 _ 62

아스파라거스즙 _ 67

비트즙 _ 68

당근, 비트, 코코넛의 혼합즙 _ 71

당근, 비트, 오이의 혼합즙 _ 72

방울 양배추즙 _ 76

양배추즙 _ 77

생당근즙 _ 79

당근즙의 분자는 혈액분자와 같다 _ 90

셀러리즙 _ 90

셀러리에는 염분(나트륨)이 풍부하다 _ 93

오이즙 _ 97

민들레즙 _ 98

엔디브즙 _ 100

회향즙 _ 102

마늘즙 _ 103

양고추냉이(겨자무) 소스 _ 105

아티초크즙 _ 107

케일즙 _ 108

켈프 _ 108

부추즙 _ 111

상추즙 _ 111

양상추즙 _ 114

겨자잎즙 _ 115

양파즙 _ 116

파파야즙 _ 116

파슬리즙 _ 118

생칼륨 _ 119

방풍나물즙 _ 121

피망즙 _ 122

감자즙 _ 123

무즙 _ 125

루바브즙 _ 126

사우어크라우트즙 _ 127

소렐즙 _ 128

시금치즙 _ 128

수산 _ 133

토마토즙 _ 136

줄기콩즙 _ 137

순무즙 _ 139

양갓냉이즙 _ 142

3장. 자연건강법에 대한 몇가지 사항들

01 아, 감기에 드셨군요 _ 147

02 내분비선 _ 151

03 식초 _ 154

04 우유 _ 158

05 자연 출산 _ 162

06 생즙이 뼈 치료에 도움을 주는가 _ 169

07 마음에 새겨두어야 할 것들 _ 174

4장. 야채즙과 과일즙을 이용한 치료법

01 야채즙과 과일즙을 이용한 치료법 _ 181

02 처방 _ 190

5장. 채소와 과일의 성분과 함량

01 채소 _ 203

02 과일 _ 205

6장. 질병별 처방

01 질병별 처방 _ 209

1장
신선한 야채즙과 과일즙

01
신선한 야채즙과 과일즙

　인체의 상태가 음식의 질에 절대적으로 의존하고 있으며 음식의 질은 인체가 요구하는 것과 완전히 일치되어야 한다는 사실이 대체로 알려지게 된 것은 겨우 지난 2세기 사이에서이다.
　이제야 점차 인체 생리의 신비스러운 활동과 인체가 음식을 형성시키고 있는 미네랄과 비타민들을 이용하는 법을 알아가고 있다. 그리하여 인체의 거의 모든 부조화와 고통을 풀어주게 되었으며, 그것은 전세계적인 현상으로 퍼지고 있는데, 특히 생즙요법 분야에서 크게 나타나고 있다.
　오늘날 신선한 야채즙과 과일즙에 영양이 있으며 회복력이 있다는 사실을 모르는 사람이 없다.
　20세기에 접어들면서 신선한 야채즙과 과일즙은 제길에 들어선 셈이다. 이제 생즙의 가치에 대하여 관계자들은 물론이고 일반인들로서 견문이 넓은 분들은 확실히 알고 있다.

생즙은 섬유질에서 미네랄 요소와 증류수를 걸러낸 것으로 체내에서 수분내에 소화가 가능하다는 데에 그 효용 가치가 있는 것이다.

소화과정에서 미네랄 원소는 섬유질에서 분리시켜야 하는데 그렇게 하려면 소화관의 노력과 시간이(사실 수시간이) 소요되어야 한다. 전체의 야채와 과일을 소화시키는 과정에서 많은 에너지가 소요되는데 그 에너지를 공급하는 방도는 음식에서 오게 된다.

야채와 과일을 딱딱한 상태로 먹으면 그 음식의 상당 부분이 소화하기 위한 에너지를 만들어내는 연료로 쓰이게 되어 본래의 영양 목적에서 벗어나게 된다. 여기에서 사람들이 자주 물어오는 질문들, 즉 "왜 야채와 과일은 그냥 먹지 않고 생즙으로 만들어 마셔야 하는가"에 대한 답이 나오게 된다.

사실 섬유에는 영양이 없다. 그러나 섬유질의 효용 가치는 매우 크며 다른 목적으로 이용되어야 한다. 섬유질은 내장의 빗자루 역할을 한다. 이러한 섬유질이 위, 십이지장, 25피트의 소장들을 거치면서 미세한 셀루로즈 형태가 되어 결장에 닿게 되나, 결장은 그것을 조악한 섬유질로 생각하여 빗자루로 사용하려고 한다.

조악한 섬유질이 없이는 결장이(실은 전 인체가) 건강한 상태를 유지할 수가 없게 된다. 따라서 살아가는 동안에 매일 먹는 균형잡힌 식사에 여러 가지의 야채, 생야채를 섞어서 만든 샐러드가 주식의 하나로 포함되어야 한다.

나는 사람들이 이와 같은 샐러드를 선택하고 준비하는 것을 도와주기 위하여 [샐러드 식사법 안내서] 라는 책을 집필한 바가 있다.

식품의 미네랄에 대하여 많은 질문이 있었는데 그에 대한 답으로 책 뒤에 만들어 넣기로 했다. 거기에 우리들이 잘 알고 있어서 일반적으로 이용하는 식품들에 대한 분석이 나와 있다.

비록 유기농법으로 재배를 한다고 하더라도 어떠한 씨앗을 뿌리든 거기에서 완벽한 제품을 길러낼 수가 없다는 점을 강조하고 싶다.

이와 같이 되는 이유는 식물을 키워내는 요소들이 많이 있기 때문인데 그 요소들이 기르는 장소에 따라 다 다르며 어떤 때에는 아주 철저히 다르기 때문이다. 그리고 현대에 와서는 거의 모든 식품에 많은 종류가 있기 때문이다.

예를 들면 당근만 하더라도 여러 종류가 있다. 임페라토(imperator), 첸터니(chantenay), 댄버즈(danvers), 옥스허트(oxheart) 등이 있는데, 각각 다른 미네랄 원소를 갖고 있다. 그렇다고 어느 것 하나 당근이 아니라고 제외시킬 수도 없다.

모든 채소류가 이와 비슷한 입장에 처해 있다. 토질, 기후, 위치 등의 상이한 조건이나 재배 방법의 차이 등에 따라 일반적인 안내를 하기 위해서는 좀 더 분석을 하지 않으면 안 될 것이다. 식품의 배합에서 여러 가지 채소를 포함시킬 경우에는 인체에 공급해야 하는 모든 미네랄이나 비타민의 함유 여부에 대하여 초조해하거나 걱정할 필요는 없다.

만일 유기농법으로 재배한 식품을 구할 수가 있으면, 그것은 행운이므로 질에 구애받을 필요가 없이 무엇이든 구할 수가 있는 것을 택하기만 하면 된다. 어쨌든 우리는 조직에 영양을 주기 위하여 먹어야 한다.

우리들이 시장에서 식품을 살 때에 열광적으로 덤비거나 까다롭게 구는 것은 좋지 않다. 이러한 주제가 의식에 너무 깊이 박혀 있다면 자신의 먹거리를 스스로 키울 수가 있는 시골로 이사를 가는 것이 더 현명할 것이다. 이러한 사실을 염두에 두고 나는 [살기 위하여 고향으로 돌아가라]는 책을 쓴 바 있다.

대체로 말하여 정확히 자신이 원하는 것을 구할 수가 없을 때에는 구할 수 있는 것 중에서 제일 나은 것을 택하면서 그것을 가질 수 있게 된 데 대하여 하느님께 감사를 드려야 한다.

눈에 보이는 것 중에서 가장 신선하고 질 좋은 것을 택하라. 그것으로 충분히 샐러드와 생즙을 만들 수가 있다고 믿으라.

02
인체에서 부족한 것은 무엇인가

 매일의 식사에서 신선한 야채로 만든 생즙을 충분히 먹지 않으면 우리의 몸에 필요한, 충분히 있어야 할 영양소인 효소가 부족해질 것이다.

 여러분들의 경우엔 어떠한가.

 몸에 공급한 식품이 일으키는 결과는 오로지 자기 자신만이 책임질 수가 있다. 자신이 먹는 식품의 생명은 그대로 나타나기 때문이다.

 우리의 인체는 수십억 개의 미세한 세포로 구성되어 있다. 따라서 우리의 존재는 바로 이들 세포에 의존하고 있다. 이들 세포들은 언제나 살아 있는, 활성화한 영양만을 요구한다. 따라서 우리들이 먹는 음식이 인체에 풍부한 영양을 줄 것인지 영양의 부족을 초래할 것인 지는 오로지 자기 자신에게 달려 있다.

03
효소란 무엇인가

　우리의 몸에 효과있게 영양을 공급해주는 것이 음식물의 생명이며 이것은 무형의 원소로서 흔히 효소라고 부른다.
　다른 말로 표현하면 이들 효소는 우리들에게 영양을 주고 살아가게 하는 물질이다. 그것은 식물의 씨앗 속에 있으며 싹이 트게 하고 하나의 식물로서 자라게 할 수 있는 생명력을 갖고 있는 요소로서 효소라고 불리어진다.
　효소는 우리들이 먹는 음식물을 소화시켜 피에 흡수되도록 하는 복잡한 물질이라고 할 수가 있다. 때로는 암과 같은 것을 치유할 수 있다고 한다. 효소가 이와 같은 일을 하기 위해서는 효소는 육체적이거나 물질적인 어떤 유기체를 필요로 한다.
　효소 자신은 이런 유기체의 형상을 가지고 있지는 않다. 그것은 볼트, 암페어, 와트 등으로 표시되는 전기가 형상을 가지고 있지는 않지만 전기적인 힘을 가지고 있는 것과 같다고 할 수가 있다. 그러므로 효소라고 하는 것은 우리가 보통으로 말하는 물질과는 다르다. 말하자면 효소는 보이지 않는 자력을 지닌 생명의 본질인 우주의 에네르기라고 할 수가 있는데 그것은 우리들 인체나 식물 등 생명의 형태 속에 있는 모든 원자의 활동력과 활동 속에 들어 있는 것이다. 이러한 진실을 분명히 인식하게 되면 우리들이 매일 섭취하는 음식을 잘 선택하여야 하는 까닭을 이해할 수가 있으며 꼭 자연 그대로의 즉 요리하지 않은, 가공하지 않은 식품을 먹어야 한다는 것을 깨닫게 된다.

우리들은 육체적으로 삶과 죽음을 동시에 가질 수가 없다. 식물이나 채소와 과일은 물론이고 열매나 씨앗도 마찬가지이다. 따라서 생명이 있는 곳에는 반드시 효소가 있다.

효소는 118°F(36.9°C) 이상이 되면 매우 민감해진다. 120°F 이상이 되면 효소는 활동이 둔해지는데 마치 사람들이 너무 더운 열탕에서 목욕을 하면 축 늘어지고 노곤해지는 것과 같다. 130°F에서 효소의 수명은 다한다. 즉 죽어버린다.

씨앗 속에서는 효소가 잠을 자고 있으며 조건이 맞으면 수백년이나 수천년 동안 수명을 연장할 수가 있다.

실제로 지구의 가장 북쪽 지역이나 시베리아 등 빙하지방에서 유사 이전의 약 5만년 전에 갑작스러운 변동으로 냉각된 동물의 시체 속에 효소가 그대로 많이 남아 있는 것을 볼 수가 있는데, 이 죽은 시체의 살을 살아 있는 동물의 체온으로 녹여주면 효소가 활동하게 되는 것을 발견하였다. 그러므로 효소는 우리들이 원하는 대로 낮은 온도에서 손실이 없이 보전할 수가 있는 것이다.

생명력으로서의 생명은 설명하기가 불가능하다. 효소란 우주 에네르기의 본질이라고 할 수가 있으며, 활동 중에서 변화나 파괴는 물론이고 소비됨도 없이 원자 상태나 분자 상태에서 화학적인 활동과 변화를 촉진시키는 활력이라고도 할 수가 있다.

달리 표현하면 효소란 촉매제로서 자신의 상태는 변화시키지 않으면서 다른 물질의 활동과 변화를 촉진시키는 것이다. 이상의 간단한 설명으로 우리들이 음식을 잘 선택하여야 하는데에 대한 가치와 이유, 논리와 지성을 갖출 수가 있을 것이다. 그 지식으로 인체에 공급할 음식이 날것이어야 하며 인체의 세포나 조직에 빠르고 유효하게 영양을 공급할 수 있는 음식을 이용하고 준비해야 할 것이다.

생명력의 위대한 법칙은 보충이다. 살아 있는 생명은 먹지 않으면 죽는다. 틀림없이 인간은 자신의 몸에 건설적으로 영양분을 공급할 수 있는 음식을 먹지 않으면 일찍 죽거나 오랫동안 고통을 받을 것이다.

우리들은 자신의 몸을 구성하고 있는 원소들을 매일 섭취함으로써 완벽한 건강을 유지할 수가 있고, 우리들의 다른 두 형상인 마음과 정신에 맞는 생각, 집중, 사고력을 줄 수가 있게 된다. 우리들은 창조적으로 가장 훌륭하고 몸에 맞는 음식을 먹을 수는 있지만, 만일 화를 내거나 두려워하거나 걱정을 하거나 욕구 불만을 가지거나 부정적인 마음을 가진다면 이들 음식이 우리들의 육체가 파괴되는 것을 막아주지는 못한다.

건강이란 생활의 만족을 위한 토대로서 논의의 대상은 아니다. 모든 가정에서의 즐거움이나 직장에서의 성공이 육체의 건강과 활력을 이루어주는 요소가 된다. 인체에 공급하는 영양은 생명력이 있는 유기적인 것이어야 한다. 염분과 무기물질들은 인체에 의하여 육체의 세포와 조직을 재건하고 재생하는 데에 쓰여지게 하기 위하여 반드시 생명력이 있는 유기적인 것이어야 한다.

햇빛은 식물의 생명체에 수많은 원자들을 보내어 많은 효소가 활동하게 하며 그 힘으로 식물은 비유기적인 요소를 유기적이며 생명을 지닌 효소로 변화시켜 우리들의 음식물이 되게 한다. 고맙게도 과학적인 연구의 결과로 우리들은 음식물이 지닌 요소들은 정확히 분석하여 알게 되었으며 육체의 요구에 따라 그 요소들을 체내에 조화시킬 수도 있게 되었다. 우리들의 육체는 많은 원소로 구성되어 있다. 그중 중요한 것들은 다음과 같다.

산소	칼슘	나트륨	염소
탄소	인	마그네슘	불소
수소	칼륨	철	규소
질소	황	요드	망간

사고를 당했을 때를 제외하고 모든 인체의 수리와 재생은 인체내에서 이루어져야 한다. 혈액, 세포의 조직, 여러 기관과 선, 그리고 육체의 모든 부위에 상기의 요소들이 적당한 비율에 맞추어 갖추어져 있지 않거나 어느 요소가 부족할 때에는 독혈증으로 진행이 되는데, 독혈증이란 독(毒)이 심하게 많이 있다는 뜻이다.

적당한 건강의 균형을 얻고 유지하려면 우리들이 먹는 대부분의 음식은 살아있는, 생명력이 있는 유기적인 원소들을 갖추고 있어야 한다. 이러한 원소들은 신선한 생야채, 과일, 견과류와 씨앗에 있다.

산소는 가장 기본적인 원소 중의 하나이다. 음식을 가열하여 요리를 하면 즉시 산소를 잃게 된다. 효소는 130°F(40.6°C)에서 파괴되어 영양에 필요한 대부분의 생명력을 잃어버리게 된다. 수많은 인간들이 수세기 동안 화식만을 먹어 왔으며 지금도 화식을 하고 있다고 해서 인간들이 살아갈 수가 있는 것이 화식 때문이었다는 것은 아직 증명되지 않았다.

사실은 인간들의 몸이 중독되어 형편없는 상태에 있는 것이다. 그런데 왜 불합리한 병원 시설들이 넘쳐나고 있는가. 어찌하여 엄청난 양의 진통제가 팔리고 있는가. 심장병, 당뇨병, 암, 기종(氣腫), 조로, 조사 등의 사고율이 늘어나고 있는 이유는 무엇인가.

창조자는 인간이 육체의 아픔에 대하여 어마어마할 정도로 견딜 수 있게 했다. 우리들이 몸에 해로운 것을 먹거나 영양상 맞지 않기나 균형에 맞지 않는 음식을 먹으면 고통을 받게 되어 있다.

인간은 고통이나 복통을 일으켜 경고를 받고 벌을 받게 되어 있으며 그러다가 그것이 질병으로, 한 가지의 질병이나 아니면 인간성마저 해치는 여러 가지의 질병으로 이어지게 되어 있다. 그와 같은 벌은 즉시 나타나거나 바로 눈에 띄지는 않는다.

우리의 몸은 기적적으로 견딜 수가 있기 때문에 수일간이나 수개월 혹은 수년 후에라야, 자연이 그의 법칙을 어긴 것을 화내어 마련한 오랜 세월의 응보로 우리를 잡으러 온다.

자연적인 것이 우리의 건강을 되찾게 하고 또 최고의 수준으로 유지시켜 준다는 것을 알게 되어 그것을 매일의 생활에 적용시킴으로써 얻는 기쁨을 경험하게 되면, 당연히 삶도 달라진다. 그러나 수많은 사람들이 이것을 생각하지 못하고 서서히 중독 상태에 빠져들거나 그렇지않은 사람들을 오히려 이상하고 측은하다는 생각을 하게 될 것이다.

정신적인 용기와 배짱으로 조금만 더 공부를 하면 누구든지 조로와 수시로 찾아드는 고통스러운 아픔을 피할 수가 있게 된다.

04
왜 채소를 통째로 먹지 않는가

　신선한 야채즙과 과일즙의 원리에 대한 지식이 없는 사람들은 이런 질문을 할 수가 있다. 야채나 과일을 그대로 통째로 먹지 않고 왜 즙으로 짜서 섬유질을 버리고 먹는가라고.
　그에 대한 대답은 간단하다. 고체 상태의 식품이 인체의 세포나 조직에 영양을 공급하기까지는 소화를 시켜야하는 등 많은 시간이 소요된다.
　고체 상태에 있는 섬유질은 영양상의 가치는 없으나 장이 운동을 하는 동안에 장을 청소하는 빗자루 역할을 한다. 그래서 생즙을 먹으면서도 따로 섬유질을 먹을 필요가 있는 것이다. 그러나 섬유질을 제거하고 생즙을 만들어 마시면 대단히 빨리 소화, 동화가 되는데 어떤 때에는 수분내에 큰 노력 없이 소화기관에 동화되기도 한다.
　예를 들면 셀러리는 식염분을 많이 갖고 있어서 더위를 이겨낼 수 있는 최상의 식품으로 알려져 있는데 이 셀러리를 먹어서 효과를 보려고 가열한 음식으로 먹어 소화, 동화를 시키려면 많은 시간이 걸린다. 그러나 그것을 신선한 생즙으로 만들어 한 잔이나 한 파인트(2홉 6작) 정도 마시면 즉효를 볼 수가 있게 된다. 나는 가끔 이 생즙을 마셔서 찌는 듯한 더위를 견디어 낼 수가 있었다.

채소나 과일은 많은 양의 섬유질을 갖고 있다. 이 섬유질의 틈속에는 우리들이 필요로 하는 기초적인 영양소의 원자나 분자들이 포함되어 있다. 신선한 생즙을 만들면 이들 원자나 분자 그리고 대표적인 효소가 추출되는데 이들은 인체의 세포, 조직, 선과 기관들 그리고 인체의 모든 조직에 빠르게 영양을 주게 된다. 생야채와 과일의 섬유질 역시 가치가 있다.

이들 식품을 요리하거나 가공하지 않고 생으로 먹으면 섬유질은 장을 청소하는 빗자루의 역할을 한다. 요리를 하면 강렬한 열이 그 생명을 파괴한다. 그렇게 되면 열에 의하여 자력을 잃게 되어 생명을 잃고 죽어버려 장 속을 걸레질하듯이 훑어내리는데 장벽에 끈적거리는 물질로 쌓이기가 일쑤이다.

시간이 흐르면 이들 끈적거리는 물질이 쌓이고 썩어 독혈증을 일으킨다. 그렇게 되면 장은 축 늘어지고 비틀어져 변비, 대장염이나 게실염 등 다른 여러 가지의 장애들이 일어나게 된다. 생야채와 과일에서 짠 생즙은 인체의 모든 세포와 조직에 그들이 필요로 하는 요소와 영양의 효소를 가장 쉽게 소화시키고 동화시킬 수 있는 상태로 공급하는 것이다.

　내가 방금 영양의 효소라고 부른데 대하여 주의를 기울이자. 이 말은 우리들의 음식에 들어 있는 효소를 가리키는 것이다.

　인체의 세포와 조직에는 우리가 먹는 음식을 소화, 동화시키는 작업의 과정에서 도우고 협동할 수 있는 상대적인 효소가 많이 있다. 이에 더하여 우리의 인체를 구성하고 있는 모든 원자나 분자도 엄청난 효소의 공급원이다. 예를 들어 우리가 호흡을 하면 산소 20%와 질소 80%의 비율로 구성되어 있는 공기가 폐로 들어간다. 폐에서 내보내는 공기는 주로 탄소와 탄산가스이다. 그러면 질소는 어떻게 될 것인가?

　우리들이 호흡을 할 때에 이러한 일이 일어난다. 공기가 폐의 내부에 있는 작은 포도송이같은 폐포와 닿으면 두 가지의 주요 효소가 활동하게 된다. 옥시디아제(oxidiase) 라고 불리는 한 군의 효소가 공기로부터 산소를 분리시키고 나이트라제(nirtase) 라고 불리는 효소군이 질소를 분리시킨다.

　효소의 작용으로 모여진 산소는 혈액에 의하여 온몸을 돌게 되며 질소는 운반효소의 활동에 따라 단백질 형성을 위하여 체내에 흡수된다.

　입, 위장, 장 등의 인체의 모든 기관에는 엄청난 종류의 효소들이 있다. 그중 12가지의 효소가 음식속의 원자와 분자에 있는 효소들과 협력하여 음식물의 소화와 동화의 활동에 참여하게 된다.

05
화식火食

생야채를 많이 먹고 기름에 튀긴 음식을 전혀 먹지 않으면서 가끔 화식을 하면 크게 해롭지는 않다. 우리는 현재 원자시대에 살고 있는데 화식을 너무 많이 하면 지쳐져서 육체적으로나 정신적으로 혼란을 받아 우리들의 존재마저 위태롭게 된다.

신선한 과일과 야채에서 추출한 생즙은 체내의 모든 세포에서 필요한 요소들을 공급하는데 그것은 아주 쉽게 동화될 수 있는 형태로 되어 있다. 화식이나 가공식은 우리의 생명을 유지시켜 줄 수는 있으나 우리들의 인체에 생명력을 공급해주는 원자를 재생시켜주는 능력은 없다는 사실을 마음에 새겨두어야 한다. 반대로 계속해서 화식과 가공식을 먹으면 인체의 조직과 세포는 점차 퇴화되어가게 된다.

이 지구상에는 어떠한 약이라도 인체를 영원히 고치고 재생시키는 것을 혈액에 공급해 주지는 못한다. 사람들은 하루에 4~5끼의 대식을 할 수는 있으나 음식에 있어야 할 활력소의 부족과 효소의 부조화로 굶주려 가는 꼴이 된다.

과일즙은 인체의 청소기다. 그러나 반드시 익은 과일이어야 한다. 신선한 음식을 많이 먹으면서 하루에 사과를 한 개만 먹으면 의사가 필요하지 않게 된다. 그러나 서너 가지 예외의 과일이 있기는 하지만, 대부분의 과일은 전분과 설탕을 취하는 보통의 식사와 함께 들어서는 안된다. 여러 가지의 과일을 먹으면 인체가 필요로 하는 함수탄소와 당분을 충분히 공급해 준다.

생야채즙은 인체를 만들어주며 또한 재생시켜 주기도 한다. 야채즙은 인체가 필요로 하는 아미노산, 미네랄, 염분, 효소, 비타민들을 갖고 있는데, 반드시 방부제를 쓰지 않은 신선한 생야채를 써야 하며 즙을 낼 때에도 적절히 해야 한다.

인생에 있어서 대단히 가치가 있는 것들은 다 그러하듯이 최상의 위대한 응집된 가치를 가진 채소의 활력소는 섬유질 내에 깊이 박혀 있어서, 거기에 닿기가 대단히 어렵다. 그래서 생야채를 철저히 씹어서 먹어야 한다.

결론적으로 생음식은 인류를 위하여 만들어진 영양분이다. 그러나 누구든지 대충 요리하거나 아니면 모두 요리하여 생명소를 잃게 한 화식을 하던 오랜 습관을 바꾸어 생음식만을 먹지는 못할 것이다. 그러한 급격한 변화는 사람들이 이해할 수가 없어서 혼란을 가져오게 할 것이나 전적으로 유익한 것만은 사실이다. 그러한 상황에서는 급격한 변화로 일어나는 여러 가지의 반응을 체험한 선험자와 상의해보는 것이 현명할 것이다. 여하튼 식생활을 바꾸어 실천하려면 대단한 정신력과 노력이 필요한데, 실천을 하면 보상이 따른다는 것을 알게 된다.

어떠한 경우에라도 신선한 생즙을 매끼의 식사 후 보충식으로 마셔야 할 필요가 있다. 다른 식사를 하지 않을 때에도 그리고 자기가 좋아하는 어떤 식사를 한 후에도 생즙은 취해야 한다. 뒤죽박죽의 불규칙적인 식사를 하면서 거기에 깊이 빠져 있을 때라도 생즙은 대단한 활력을 준다.

생즙은 화식이나 가공식에 결여되어 있는 살아있는 원소와 비타민을 공급해주기 때문이다. 그리고 전적으로 생것만을 먹는다고 하더라도 여러 가지 재료로써 만든 생즙을 충분히 취하지 않으면 영양 결핍에 빠진다.

이와 같이 결핍증이 일어나는 이유는 식후에 음식의 소화와 동화 과정에 소요되는 시간이 3~4시간 또는 5시간이나 걸리는데, 그동안 소화기관에서 그 음식이 에네르기를 내는 연료로 사용되기 때문이다. 이와 같이 인체에 영양분으로 공급된 원자들은 대부분 연료로 쓰이고 극히 적은 양만이 세포와 조직의 재생에 이용된다. 하지만 생즙을 마시면 상황은 완전히 달라진다.

생즙을 마신 후 소화 동화되기까지 겨우 10분 내지 15분밖에 걸리지 않으며 대부분 영양분이 되어 세포와 조직, 인체의 선과 기관들의 재생에 사용된다. 이 경우에 그 결과는 매우 확실하다. 이 때 소화와 동화의 전 과정이 최대의 속력과 효율에 의하여 진행되며 소화기관의 노력은 아주 적어지기 때문이다. 중요한 것은 어떤 방법이나 과정으로 짰던, 생즙을 매일 마시는 것이다. 물론 생즙을 완벽하게 짜면 인체내에서 효율성은 더 높아진다.

06
나의 첫 당근 생즙

내가 처음으로 당근 생즙을 만들었을 때에는 당근을 으깨어 작은 조각을 만들어 천으로 짜서 즙을 내는 방법을 취했다. 그렇게 간단하게 만든 생즙의 경이적인 효용을 알게 된 나는 다른 방법으로 당근을 조각내어 짧은 시간에 큰 노력을 들이지 않고 내가 먹을 많은 생즙을 만들 수가 없었다. 그리고 곧 그 생즙들을 즉시 마시지 않으면 발효하여 상한다는 것도 알게 되었다. 즉 시간이 중요한 요소가 되었다.

마침내 나는 야채를 즉시 빻아서 사과잼만큼이나 부드러운 조각들을 만들 수 있는 방법을 알아 내었는데, 그 방법으로 섬유질의 세포 속을 열어 원자와 분자를 분리해낼 수가 있었다. 그리고는 채소 조각들을 수압기에 넣어 짰는데 완벽한 생즙을 얻을 수가 있었으며 그 질은 매우 뛰어났다. 이와 같은 분쇄기나 수압기는 매우 비싼 기구들이다. 하지만 거기에 드는 경비를 생각하지 말라. 그보다는 건강에 투자하는 것은 반드시 보상이 있다고 생각하라.

수년 전에 원심 분리기식의 생즙기가 시장에 나왔는데, 그 후 계속 개발되어 이제는 대단히 만족할만한 모델들이 더러 있다.

그들은 생즙기로서 자리를 잡아 여행용으로 사용할 수도 있고 공간이 제한되는 좁은 아파트에서도 사용할 수가 있는 모형들도 있다. 이러한 기구들에 의하여 만들어진 생즙은 많은 사람들에게 도움을 주고 있다.

생즙을 어떻게 짰던 관계가 없이 우리들은 매일 마셔야 한다. 그러나 최상의 생즙이란 계속해서 경제적으로 싼 것이어야 하고 인체에 최대한의 영양분을 공급하는 것이어야 한다. 어떠한 종류의 신선한 생즙을 마시든 생즙은 마시지 않는 것보다는 낫다. 원심분리기로 짠 생즙은 즉시 마셔야 한다.

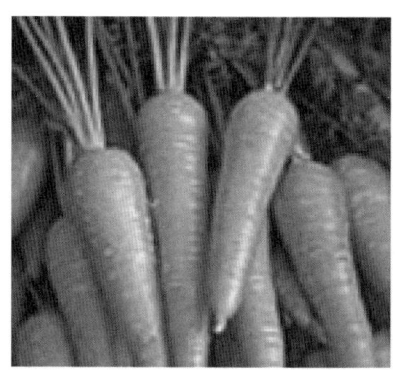
당근

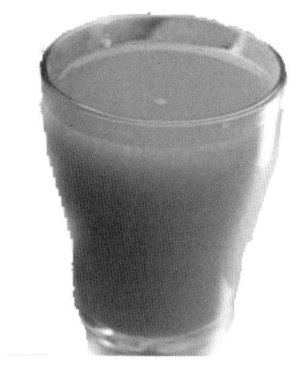
당근 생즙

왜냐하면 섬유질로부터 빼어낸 그 생즙은 인간에 의하여 기계적으로 짰기 때문에 완벽하지 않으며 압착시에 발생한 열이 곧 생즙을 산화시켜 상하게 하기 때문이다. 나는 여러번의 실험을 통하여 채소에 뿌린 독성의 살충제가 섬유질에 남아 있으며 섬유질을 제거시킨 생즙에는 없다는 것을 알게 되었다.

07
생즙은 농축식품이 아니다

　창조자는 우리들에게 음식을 영양분으로 그리고 약으로 주었다. 따라서 우리들의 음식을 두 목표에 맞게 사용함은 지극히 당연한 일이다. 생즙을 농축식품이라고 말한다면 그것은 어리석은 소리다. 어떠한 것도 진실에서 멀리 벗어날 수는 없다. 농축식품이란 탈수를 시킨 가공식품으로 음식물의 물기가 빠져버린 것이다.
　반대로 생즙은 물기가 매우 많은 음식으로, 그 수분은 최상의 질 좋은 유기물로서 영양의 원소와 분자들이 아주 미세한 상태로 포함되어 있다. 그 미세한 상태의 원자와 분자들은 우리 몸의 세포와 조직들이 갈망하는 것들이다.
　완전한 생즙을 추출하려면 섬유질을 적당히 부수어서 생명소가 액체에 빠져 들어가도록 해야 한다. 나는 생야채를 액체의 형태로 감량시키는 일에서는 최초라고 할 수 있는데 나의 실험에 의하여 생즙을 만들기 위해서는 우선 부수어야 한다는 것이 증명되었다.

그런 후에 수압기 등의 압착기를 이용하여 조각낸 생야채로부터 생즙을 짜내어야 한다. 그렇게 하지 않으면 채소 속에 있는 비타민, 효소, 그리고 채소의 전 생명소가 생즙으로 빠져들어가지 않게 된다. 생즙은 아주 쉽게 그리고 급속히 인체로 동화되는 유기질의 살아있는 식품이어서 인체의 전부를 놀라울 정도로 빨리 재생시켜 준다.

자연적인 상태에 있는 신선한 생즙은 농축식품이 아니며 약품도 아니다. 사실 생즙은 가장 비농축적이며 가장 훌륭한 영양식인 것이다. 이들 생즙이 농축된 식품이라고 생각하는 것을 일축하기 위하여 아래의 식품들이 생즙에 비하여 얼마나 많이 농축된 식품들인지 생각해보면 알게 될 것이다.

콩이나 콩가루는 당근즙에 비하여 8.7배, 셀러리즙에 비하면 9.7배나 농축되어 있다. 팝콘은 당근즙에 비하여 21배, 셀러리즙에 비하여 23배나 더 농축이 되어 있다. 백설탕은 당근즙에 비하여 42배, 셀러리즙에 비하여 46배나 더 농축되어 있다.

우리들이 이들 식품들이 생즙에 비하여 얼마나 많이 농축되어 있는가를 느낄 때쯤이면 콩식품이나 팝콘, 설탕이나 그 비슷한 식품을 먹은 결과로 체내에 산성이 쌓인다는 것을 눈치챌 수가 있게 된다.

생즙이 농축되어서 또는 다른 이유 등으로 위험하다는 그릇된 확신을 불식시키기 위하여 더욱 확실한 사실이 요구된다면, 당근즙과 신선한 우유를 비교해보자. 이 두 식품속의 수분량은 화학적 조성에서는 거의 같다는 것을 알게 된다. 함수량을 서로 비교하는 것은 제품의 농축도를 결정하는 기초가 된다(우유 88.6% 당근 85.8%).

 물론 어떻게 되었든 우유를 당근즙과 비교한다는 것은 대단히 우스운 일이다. 우유는 인류가 먹는 음식 중 아마 점액질을 가장 많이 만드는 음식물일 것이다.

 우유에 포함된 카세인(casein; 건탁소, 단백질의 일종)은 모유에 비해 거의 300배나 될 정도로 대단히 높다(카세인은 우유의 부산물로서 주로 나무를 접착시키는데 이용하는 강력한 접착제로 사용된다).

 우유는, 우유를 많이 먹고 자란 어린이나, 심지어는 어른이 되어서까지 점액질의 체질이 되게 하여 감기, 콧물감기, 편도선염, 아데노이드, 기관지 장애 등에 걸리게 하는 원인 중의 하나가 된다. 그런데 이 점액을 없애주는데 가장 훌륭하게 도움을 주고 있는 것이 당근즙이다. 이와 같은 우유를 많이 마시면 젊은이들 뿐만 아니라 나이가 많은 사람들의 몸에도 점액질이 많이 쌓이는데 그 결과 젊은이들보다 저항력이 매우 약해져가는 어른들에게 악영향이 많이 미치게 된다.

 꼭 젖이 필요하다면 아기이든 어른이든 인간의 동화에 적합한 것이 꼭 한 가지가 있는데 그것은 생염소젖이다. 생염소젖은 점액질을 만들지 않는다. 생염소젖을 먹고 점액질이 발생한다면 그것은 염소젖 때문이 아니고 그 전에 전분이나 설탕을 많이 먹었기 때문에 나타나는 것이다. 이 젖은 반드시 생으로 마셔야 하며 화씨 118도 이상 가열하거나 살균을 시켜서도 안된다.

갓난 아기에게는 어머니젖보다 더 좋은 젖은 없다. 생염소젖은 어머니젖 다음으로 좋은 것이다. 거기에 신선한 당근즙을 타서 먹이면 좋다. 사실 생염소젖은 다른 생즙에 타도 아주 좋다. 우유에 대하여는 다음에 다시 말하겠다.

신선한 야채생즙이나 과일생즙을 마실때에는 생즙의 질이 중요한 역할을 한다는 것을 기억해두어야 한다. 채소나 과일로부터 생즙을 충분히 짜내지 못하면 그 즙은 활력이 있는 유기 생수의 형태가 되나 역시 몸에는 좋다. 그러나 많은 비타민이나 효소가 버려진 섬유질이나 건더기에 남아 있기 때문에 생즙으로서의 효과적인 작용력은 그만큼 없어져 있는 셈이 된다.

인체의 여러 구성체들과 기관들 그리고 그것들을 구성하고 있는 모든 부위들은 이미 언급한 바와 같이 여러 가지의 요소를 간직한 미세한 세포들로 구성되어 있다. 이들 세포들은 우리들의 일상적인 활동으로 끊임없이 소모되고 또한 재생되어야 한다. 이 목적으로 요구되는 음식물은 활력이 있는 유기적인 것이어야 하며 조직을 효율적으로 유지시키는 데에 필요한 활력이 있는 유기적인 미네랄과 염분들을 듬뿍 가진 음식이어야 한다.

전적으로 또는 대체적으로 생명력을 잃은 음식을 먹으면 틀림없이 세포들을 파괴시켜 아프거나 병에 걸리는 상태로 발전시킬 것이다. 이러한 상태를 피하기 위해서 영양분으로서 살아 있는 원소가 듬뿍 들어 있는 요소들을 인체에 공급해야 한다.

　세포가 망가져 가거나 이미 망가진 상태에 있다면 정상으로 돌리는 가장 자연적인 방법은 육체를 충분히 청소하고 신선한 야채즙으로 재생의 과정을 밟아가는 것이다.

　야채즙과 과일즙을 식사에 보충시키면 요소가 결여된 인체를 재생시켜주는 가장 빠르고도 최상의 간단한 방법이라는 것이 의심할 수 없을 정도로 증명되었다. 그리고 다음의 설명은 추출한 생즙을 이용할 수 있는 좋은 길잡이가 될 것이다.

08
공해의 세계에서 살충제 방지법

　채소와 과일에 뿌리는 살충제의 효과에 대하여 많이 알려져 있기는 하지만 그것에 대하여 더 널리 홍보가 되어야 한다. 살충제나 농약 때문에 야채나 과일을 먹으면 해롭다고 믿어져 왔는데, 사실은 그러한 독들을 모우는 곳은 식품의 섬유질이다.
　자연적으로 자란 식품에 요소들의 균형이 깨어지게 하고 부족하게 하는 요인은 그 작물이 자라는 토양에 상대적으로 그러한 요소들이 부족하거나 균형이 깨어져 있는 것과 직결한다는 사실은 명백하며 그리고 이미 잘 알려져 있다. 야채나 과일이 자라는 흙 속에 있어야 할 어떤 성분이 부족하거나, 나쁜 비료를 주어 그 성분이 부족하게 되면 그 흙 속에서 자라나는 식물이 무엇이든 그 흙에 있는 영양소의 부족이나 결여의 비율에 따라 생명력을 잃거나 생명력이 부족하게 된다. 뿐만 아니라 최상의 조건을 갖춘 흙에다 농약이나 살충제를 쓰면 그것들은 식물에 들어가게 되는데, 그때에 그 식물과 식물의 뿌리에 있는 섬유질이 그것들을 흡수해 버린다. 그 식물들은 계속 자라면 독 때문에 시들어버리거나 하지는 않는다.

왜 그럴까. 왜냐하면 식물 속의 섬유질이 독으로 가득차 있음에도 불구하고 효소나 원자와 분자들이 계속 그들의 임무를 수행해 나가기 때문이다. 그러면 질문이 생긴다. 독으로 가득찬 섬유질은 쓰지 않으면서 어떻게 효소, 원자, 분자들을 식물에서 추출해 낼 수가 있을까. 결국 이들 효소, 원자, 분자들이 우리가 원하는 영양소들인 것이다.

섬유질에는 영양의 가치가 없다. 그에 대한 해답은 간단하다. 채소를 부수는 과정에서 섬유질의 세포가 열리고 이들 영양소들이 빠져나오게 되는 것이다. 그렇게 하면 그 조각들은 고운 사과잼처럼 미세해진다. 이러한 요소들은 마치 물과 기름이 섞이는 것과 같아서 독과 어울리지 않는다. 그러므로 이들 요소들은 부서진 섬유질과는 섞이지 않고 그들의 순수한 본성을 지켜낸다.

이 부서진 채소 건더기를 적당한, 꽉 죄는 기구로 짜면 효소 원자 분자들을 내포한 생즙이 독으로 가득한 섬유질과 섞이지 않고 분리 추출된다. 따라서 우리들이 어떻게 하여 나라안의 어디에서나 식품에 영향을 주고 있는 공해의 영향을 피할 수가 있는가 하는 답을 얻게 되는 것이다.

그러나 우리들이 전기분쇄기와 수압압축기를 사용한다고 하여 원심분리기가 적당치 않다고 선언할 수는 없다. 그런데 원심분리력에 의하여 모든 효소, 원자, 분자들을 추출할 수가 없음을 알 수가 있다. 원심분리식 생즙기에 여과장치를 장치하면 섬유질이 착즙된 생즙과 섞이지 않게 한다. 그래서 독으로 가득찬 섬유질로부터 생즙을 얻을 수가 있게 되는 것이다. 액화기나 혼합기는 생즙을 짜기에 적합하지 않다.

그 기구들은 단순히 채소를 바라는 대로 곱게 썰어 줄 뿐으로 건더기는 그대로 남는다. 우리들은 부엌에서 드레싱이나 디저트 등을 만들 때에 혼합기를 사용하는데 이들 기구는 그 목적에 아주 잘 맞기 때문이다.

우리는 야채나 식품을 시장이나 슈퍼마켓 등에서 사는데 가장 신선한 최고 품질의 채소와 식품을 갖추고 있는 곳에서 구입해야 한다. 때로는 건강식품 가게에서도 구입할 수 있다.

우리는 항상 품질을 보고 구입해야 한다. 값 때문에 품질을 바꾸어서는 안되며 값이 비싸면 장기적으로 보아 안심할 수가 있고 또한 경제적이다.

그뿐만 아니라 우리들이 취하는 음식의 활력소가 최고의 영양가치를 나타내게 하는 데까지 끌어 올려 우리가 받는 축복은 우리들이 받을 가치가 있다고 생각하는 것보다 훨씬 더 많아지게 한다. 우리들이 이러한 발견을 하게 된 것은 바로 하느님의 손길에 의하여 인도된 것이다. 우리들이 발견한 것들을 여러분들에게 나누어 드린다.

09
생즙은 얼마나 마셔야 하나

억지를 부리지 말고 스스로 기분좋게 마실 만큼 마시면 된다. 일반적으로 최소한 하루에 1파인트(약 0.47L, 2홉 6작)를 마시는 것이 효과를 나타낼 수 있는 최소의 양이며 가능하면 2파인트에서 8파인트 혹은 그 이상 마시는 것이 바람직하다. 생즙은 많이 마실수록 효과가 빨리 나타난다는 것을 알고 있어야 한다.

생즙에 대한 강의가 처음으로 공개되었을 때에는 적게 마시라고 했다. 그 이유는 틀림없이 당시에 충분한 양의 생즙을 짤 수 있는 기계가 판매되고 있지 않았기 때문이었을 것이다.

손 생즙기로 한번에 겨우 한 컵의 생즙을 짜기도 어렵고 힘이 들었을 것이다. 많은 양의 생즙을 마셔야 한다고 권장을 해도 손 생즙기를 작동하기에는 힘이 들어서 생즙기가 잘 팔리지 않았을 것이다.

오늘날에는 최고로 효율적인 전기분쇄기와 압착기를 구입할 수가 있게 되었다. 생즙을 만들 때에 절대적인 몇 가지의 원칙이 있다.

첫째, 채소나 과일 섬유질의 미세한 세포에서 미네랄, 화학적인 요소, 비타민과 호르몬을 유리시키고, 다음으로는 섬유질에서 그것들을 모우고 분리시켜 착즙해야 한다.

손 생즙기는 섬유질을 부술 수는 있으나 찢을 수는 없어서 채소와 과일로부터 모든 활력소를 착즙해 낼 수는 없었을 것이다. 이들 활력소를 유지시키고 재생시키기 위해서는 찢고 빻는 것이 기본적인 원리인데, 이 원리는 영양화학 과학연구소의 노웍실험실에서 발견했다. 최고 품질의 생즙이 절대로 필요하지 않다면 하우바이트(howbeit)라는 원심분리기나 이 비슷한 기계로도 충분하다. 더 나아가 이러한 기계를 구입하는 데는 분쇄기와 압착기를 사는 데에 드는 돈보다 적게 소요된다.

원심분리식 생즙기의 원리는 기계 속에 있는 바스켓의 밑에 날카로운 분쇄기를 갖춘 급회전식의 판을 갖고 있는 것이다. 회전의 속도는 엄청나게 빠른데 아래에 있는 접시에서 부수어진 채소 덩어리가 원심력에 의하여 구멍이 뚫어진 바스켓의 양쪽으로 튕기어져간다. 그리고 채소 덩어리로부터 즙이 분리되어 분출기를 통하여 모여진다. 물론 물리적으로나 기계적으로 원심분리작용에 의하여 모든 즙을 착출하기는 불가능하다는 것을 알아야 한다. 또 이렇게 하여 만들어낸 생즙은 대체로 좋다. 그리고 오래 두지 말고 즉시 마셔야 한다. 이와 같이 원심분리방식으로 생즙을 짜는 것은 비효율적이긴 하나 역시 그 생즙을 마시는 것은 매우 유효하다.

생즙에 들어 있는 수분은 유기질의 물로서 대단히 훌륭하다. 이와 같이 생즙으로 모은 비타민이나 미네랄 요소도 대단히 유효한 것들이다.

우리들이 물을 이야기하면 우선 생각하는 것이 수도꼭지나 샘에서 나온 물과 빗물이다. 유기질 물이 있는가 하면 무기질 물도 있다는 사실을 느끼거나 잘 아는 사람은 매우 적다.

자연은 식물을 실험실로 이용하여 빗물이나 냇물과 같은 무기질 물을 생명력을 가진, 원자가 있는 살아있는 유기질 물로 바꾸게 했다. 수돗물은 구성 원자가 생명력이 없는 광물성 원소이므로 완전히 무기질 물이며, 거의 대부분의 도시에서는 수돗물에 염소라는 화학물질을 타서 오염시켰으므로 사람들이나 가축들에게는 맞지 않다. 강이나 시내, 우물에서 얻을 수 있는 물도 모두 빗물과 같은 무기질 물이다.

활성화된 유기질의 물을 공급할 수 있는 것은 오로지 식물뿐이다. 즉 채소와 과일이며, 특히 거기에서 착출한 생즙이다. 그러나 이러한 생즙은 반드시 생것이어야 활성화된 유기질을 함유할 수가 있다. 요리를 하거나 가공을 하거나 통조림에 넣거나 살균을 하려고 끓여서는 안된다.

생즙을 요리하거나, 가공하거나, 통조림에 넣거나, 살균을 시키면 생즙의 모든 효소는 파괴되고, 원소는 무기질로 바뀌어진다. 이러한 상황은 생즙을 구성하고 있는 미네랄이나 화학적인 원소에 뿐만 아니라 물(H_2O)에도 똑같이 적용이 된다.

섬유질을 없애지 않고 야채를 액체나 반액체 상태로 만든다는 것은 생즙의 견지에서 볼 때에 별로 가치가 없다. 생즙을 마시는 주된 목적이 섬유질로 소화기관에 부담을 주지 말고 빠른 시간내에 기분 좋게 채소나 과일에 포함된 활력소들이 인체내에서 동화가 잘 되게 하자는 것이다.

잘 만들어진 생즙을 마시면 인체가 10분에서 15분 이내에 그것을 흡수시킬 수가 있다. 그러나 섬유질이 그대로 있는 범벅즙이라고 할 수가 있는 채소 건더기와 생즙이 뒤섞인 것은 동화를 시키는 데에 수 시간이 걸린다. 게다가 섬유질을 제거하지 않는 범벅즙을 먹으면 생야채나 과일 그 자체를 먹고 잘 씹어주는 것보다 소화기관에는 부담을 더 주게 된다.

왜냐하면 야채의 섬유질은 잘 씹어서 침에 섞인 후에도 다시 잘 씹어주어야 거의 완전하게 소화를 시킬 수가 있기 때문이다. 그런데 섬유질과 채소 건더기가 뒤섞인 것을 먹으면 그렇게 하기가 어렵기 때문이다. 그러나 섬유질을 제외시킨 생즙은 방해 받음이 없이 채소에 들어 있는 모든 영양소가 즉시 인체에서 동화되어진다.

사람들은 200년 전에야 겨우 인체의 상태가 절대적으로 음식의 질에 의존한다는 사실을 깨닫게 되었는데 음식은 절대로 인체가 요구하는 친화력에 맞아야 한다는 것도 그때서야 알게 되었던 것이다. 그 후 점차적으로 인체가 음식을 요구하고 있는 미네랄과 비타민들을 이용하는 방법과 인체 해부학에 대한 신비스러운 작업에 빛이 들기 시작했다. 그 결과 사람들을 도와서 혼란과 고통에서 벗어나게 할 수가 있었는데 그것은 전세계적으로 놀라움을 주었으며, 특히 생즙 치료법에서 그러했다.

오늘날에는 신선한 야채와 과일 생즙의 회복력에 대한 가치를 모르는 사람이 거의 없다. 20세기에 들어서면서 신선한 야채와 과일 생즙은 제 길을 찾아들었고 그 가치는 이제 박식한 사람들에 의해 절대적으로 인식되고 있는데, 거기엔 전문가들은 물론이고 아마추어들도 포함되어 있다.

생즙의 효용은 식품에 들어 있는 미네랄 요소와 증류수를 섬유질에서 분리시키고 그 액체는 수분내에 동화가 될 수 있다는 사실에 있다. 섬유질 자체를 섭취하면 동화 과정에서 미네랄 요소를 분리시켜야 하는데 그것은 노동과 시간이 많이 걸리는 실로 동화기관에 의하여 실제로 수 시간이 걸리는 낭비적인 작업이다.

이와 같은 채소와 과일을 동화시키는 과정은 많은 에네르기를 소비시키는데 그 에네르기에 영양분을 주는 길은 바로 그 음식을 동화시켜서 얻는 것이다. 고체의 음식을 먹으면 그 일부분은 에네르기를 발전시키는 연료로 쓰여야 하므로 영양상 본래의 목적에서 떨어져 나가버린다.

10
생즙과 전체식은 다르다

많은 사람들이 이러한 질문을 해온다. 생야채와 과일을 통째로 먹지 않고 왜 생즙을 짜서 먹어야 하는가?

그에 대한 답은 이렇다. 실제로 섬유질 자체에는 영양분이 없다. 섬유질은 장을 청소하는 빗자루이다.

섬유질이 위와 십이지장 그리고 25피트나 되는 소장을 거쳐서 미세한 섬유질이 되어 결장에 닿으면, 결장은 섬유질이 거친 섬유질로서의 역할을 할 수가 있는 것으로 믿는다. 이러한 섬유질이 거친 섬유질로서 많은 양이 받아 들여지지 않을 때에는 결장이 건강한 상태로 유지가 될 수가 없는데 그것은 인체 전체에 영향을 미친다.

이상의 생활에서 매일 24시간을 통하여 이루어지는 잘 균형잡힌 식사에는 절대적으로 반드시 생야채로 이루어지는 샐러드가 있어야 한다.

여러분들이 이러한 샐러드요리를 준비하는데 도움을 드리기 위하여 나는 일찍이 『샐러드 식사법 안내서』라는 책을 집필한 바가 있다. 많은 사람들이 음식에 함유된 미네랄에 대하여 물어 왔기에 그에 대한 회답으로 신판에는 색인을 보충시켰다.

거기에 우리들이 가장 잘 알고 있는 일반적인 식품에 대한 분석이 포함되어 있다.

어떠한 씨앗을 이용하더라도, 그리고 유기적으로 키운다고 하더라도 완벽한 식품을 생산하기는 어렵다는 사실을 강조하고 싶다. 그렇게 되는 이유는 식물을 기르는 데에는 실로 많은 요소가 작용하기 때문이며, 같은 땅에서도 여기 저기에 따라서 식물의 성장은 모두 달라지기 때문이다.

그리고 오늘날에는 모든 식물에 많은 변화가 있다. 예를 들어서 당근의 경우 다음의 명칭에 따라 모두가 다르다. 즉 임페라토, 첸터니, 덴버즈, 옥스허트 등이 그러하다. 모두가 조금씩 상이한 미네랄을 내포하고 있다. 그렇다고 이들을 당근류에서 제외시킬 수는 없다. 모든 채소류가 이와 같다.

토질의 상이한 조건, 기후와 토지의 위치, 채소를 키우는 방법에서의 차이, 이러한 것들이 식용 채소에 차이를 가져오기 때문에 일반적인 안내서로서 분석적인 정보가 꼭 필요할는지도 모른다.

그러나 식사에 여러 가지의 채소를 곁들인다면 우리들의 몸에 공급해야 하는 미네랄이나 비타민류의 보급에 대하여 초조해하거나 공포를 가질 필요는 없다.

만일 유기적으로 성장시킨 음식물을 구할 수가 있다면 품질에 대하여 크게 신경 쓸 필요가 없이 다행이라고 생각하면 된다.

어쨌든 우리는 인체의 조직에 영양분을 주기 위하여 먹어야 한다. 우리가 시장에서 사는 음식의 품질에 대하여 너무 광신적이 되거나 심하고 까다롭게 구는 것은 잘못된 것이다.

만일 우리들의 주제에 대하여 지나치게 의식을 하게 되면 스스로 자기 보존을 위하여 시골로 이사를 가는 것이 오히려 더 현명할 것이다.

그래서 일찍이 이러한 생각을 마음에 두었던 나는 『자기 보존을 위해서는 시골에 돌아가라』라는 책을 쓴 바가 있다.

일반적으로 말해서 자신이 바라는 바대로 절대적인 음식을 구입할 수가 없으면, 그리고 그렇게라도 할 필요성이 있으면, 가능한 최선의 것을 구하라. 그리고 자신이 그것을 얻을 수가 있는 데에 대하여 하느님께 감사를 드려라.

자신이 믿는 것 중에서 가장 신선한 것, 가장 품질이 좋은 것을 취하라. 이러한 방법은 샐러드용 채소를 사든, 생즙용 채소를 사든 똑같이 적용시킬 수가 있다.

생즙으로 생야채에 들어 있는 모든 활력소 즉 모든 종류의 비타민류, 활성유기, 미네랄, 염분 등을 취할 수가 있다.

생즙을 만들 때에는 철저히 찧고, 빻아서 식물의 섬유질이 열리게 하면서 사과잼처럼 한다. 그것을 필터용 헝겊으로 싸서 압착기 등에 넣어 짜면 된다.

이때에 기계는 식당의 테이블에서 손쉽게 가동할 수 있는 정도의 크기면 된다. 이렇게 하여 만든 생즙을 비능율적으로 만든 것과 비교하면 마치 크림과 밀크의 차이만큼이나 다르다.

역자주 : 파인트(pint)-약 0.47리터(약 2홉 6작 : 미국). 약 0.57리터(약 3홉 1작 : 영국)
1온스(ounce)-16분의 1파인트

2장
야채즙의 용도와 효과

■ 자주개자리 (alfalfa)

　자주개자리는 매우 유용한 콩과류에 속하는 약초로서 인체의 구성에 필요한 기초 미네랄과 화학적 원소를 많이 함유하고 있는데 그 뿌리가 땅속 30~100cm까지 내려갈 수가 있어서 땅속에 있는 많은 미량의 원소까지 갖고 있다.
　자주개자리가 더욱 가치가 있는 것은 질좋은 여러 가지의 원소들을 균형있게 함유하고 있다는 것이다.
　칼슘, 마그네슘, 인, 염소, 나트륨, 칼륨, 규소 등이 들어 있으며, 이 원소들은 인체에서 모든 기관들이 적절히 작용하는 데에 꼭 필요한 것이다. 자주개자리는 가축의 사료로 널리 사용되는데 신선한 잎만을 따서 생즙을 만들면 대단히 좋다. 이 자주개자리는 lucerne(**역자주** : lucerne는 사실 영국에서 부르는 명칭이고 purple medic

는 이명이다.) 또는 영국에서는 purple medic 이라고 불리기도 한다. 자주개자리는 여러 토양이나 기후에서도 폭넓게 자라는 식물로서 알칼리성 토양에서도 잘 자라기 때문에 개인의 뜰에서도 키울 수가 있다. 자주개자리를 쉽게 구할 수가 없으면 씨를 구하여 싹을 내어 식사때에 먹을 수가 있다. 싹이 아주 쉽게 트이며 매우 유익하다.

■ 자주개자리즙 (alfalfa juice)

식물의 경이스러움은 생명이 없는 물질을 변화시켜 살아있는 세포와 조직으로 만들어 활성화시키는 것이다. 가축들은 영양분으로 생식물을 먹는다. 가축들은 살아있는 유기체들을 취하여 더 복잡한, 살아있는 유기체로 변화시키는 것이다.

그 반대로 식물은 채소든, 과일이든, 나무든, 풀이든 간에 공기와 물, 그리고 흙으로부터 무기원소를 취하여 살아있는 유기원소로 바꾼다. 식물은 공기로부터 질소와 탄소를 취하고 그가 자라고 있는 땅에서 질소, 광물질, 광물염을 취한다. 그리고 물에서는 산소와 수소를 취한다.

이 변화의 과정에서 가장 활력이 있는 강력한 역할을 하는 것은 효소와 생명을 불어넣는 햇빛이며 그들은 엽록소를 만들어 낸다. 엽록소 분자는 마그네슘 원자 하나의 주위에 탄소, 수소, 질소, 산소의 원자들이 둘러싸고 있는 그물의 모양을 하고 있다. 이 모양을 인체의 적혈구에 있는 헤모글로빈과 비교해보면 아주 흥미가 있는데, 적혈구의 경우엔 마그네슘 대신에 철분의 주위에 원소들이 띠를 두르 듯이 하고 있으며 그 두 모양이 비슷하다.

이 유사성에서 우리들은 인체 조직에 줄 수 있는 엽록의 가치에 대한 비밀 하나를 읽어낼 수가 있다. 엄격한 채식주의자들은 곡류나 전분조차 취하지 않고 많은 양의 푸른 채소로써 만든 신선한 생즙만을 먹는데 화식을 하면서 생야채나 생즙을 거의 먹지 않는 사람들보다 더 장수하면서 암이나 당뇨,고혈압 같은 생활습관병에 걸리지도 않고 더 건강하게 지낸다.

여기에서 우리들은 인류가 건강하게 살아가기 위하여 어떻게 먹는 것이 옳고 자연적인가에 대하여 확실한 결론적인 증거를 얻게 되는 것이다. 우리가 얻을 수 있는 음식들 중에서 많은 엽록소를 가진 것이 자주개자리이다.

모든 것들을 생각해보면 동물과 사람을 건강하고 활력있게 하고 정력적으로 늙어가게 하며, 지각할 수 있는 전염병에 대한 저항력을 길러주는 것은 바로 식품이다.

자주개자리즙은 매우 강하여 그 한 가지만으로도 충분하다. 당근즙과 섞으면 최상으로 좋은데 각각의 즙이 갖고 있는 것을 합치면 더욱 강화되어진다. 이 즙은 동맥의 장애와 심장과 관계되는 기능부전에 대단히 도움이 된다고 알려져 있다.

환자들의 장내에서 발생하는 가스의 영향에 대하여 연구한 사람들에 의하여 인정되고 있는 것은 놀랍게도 그들 중 많은 사람들이 심장병을 앓고 있다는 것이다. 심장이 나빠진 것은 심장기관의 기능부전에 의하여 일어난 것이 아니고 대장에 있는 많은 가스가 장의 벽을 통하여 심장과 연결된 기관들을 압박하는 데에 원인이 있다는 것이다.

그에 대한 요법으로 대장을 씻어내고 관장으로 변을 많이 배출시키면 그 상태에서 벗어날 수가 있다는 것이다. 그렇게 하면 심장의 고통은 사라지는데 다음에 가스가 차면 심장이 아닌 대장에 청소를 해야 한다는 경고를 받게 된다. 염록소는 혈액과 심장질환에도 좋

역자주 : 저자는 관장은 반드시 고위관장(high enema)으로 하라고 한다. 고위 관장은 관장액이 든 병을 1m정도 높이로 설치하는 것이다. 저위 관장은 대개 6~70cm정도로 한다.

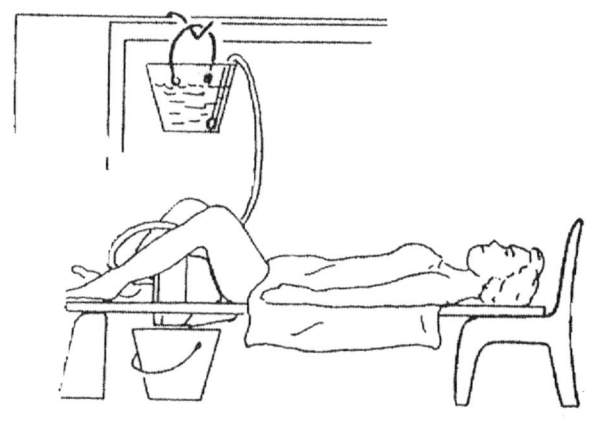

관장

지만 호흡곤란과 불쾌감을 회복시키는 데에 특효하며 부비강과 폐에도 아주 좋다. 점액은 부비강(副鼻腔)의 질병과 고통의 근원적인 원인이 되며, 건초열을 위시하여 기관지염과 천식을 일으키는 원인이 되기도 한다.

우유, 밀가루음식, 곡류, 진한 설탕 제품들을 먹지 않는 엄격한 채식주의자들은 상기의 고통을 받지 않는데, 특히 어린이 때부터 이러한 음식을 피하도록 키워진 사람들은 더욱 그러한 질병으로 고통을 받지 않게 된다. 이러한 사실은 결코 광신적인 방법이 아니며 그러한 뜻도 아니다. 그것은 아주 평범한 상식이며 완전히 자연적인 것으로 의문과 의심의 여지가 없이 경험에 의하여 증명이 된 것이다.

인생의 후반기에서 이와 같은 채식주의자의 길을 택한 사람들도 수술을 받거나 약을 먹지 않고서도 고통에서 벗어날 수가 있다.

결국 부비강의 질병이라는 것은 인체의 우군인 세균이 인체를 도와서 체내에 많이 쌓인 점액을 몸에서 빼내려는 일을 하는 것이다. 이때에는 그 세균들을 도와서 완화제를 쓰거나 관장을 하여 체내의 노폐물을 배설시켜야 하는데 사람들은 아드레날린이나 에피네피린과 같은 약을 써서 점액을 건조시키거나 점막을 수축시키려고 한다. 어떤 때에는 심지어 유독하고 유해한 것으로 알려진 설파제까지 사용하는데 그들은 그 때문에 일어나는 손상이나 상처와 위험 등에 대하여 생각해보거나 알려고 하지도 않는다. 그리하여 빨리 배설시켜야 할 유독한 약과 장세균의 오물들로 이루어진 노폐물이 감염 부위와 인접 부위에 쌓여 있게 되어 엄청나게 해로운 사태로 발전시킨다.

　우리의 인체에는 대단히 완벽한 배설기관이 있는데 그 기관이 효율적으로 작업할 수 있게 도와주어야 한다. 우리의 폐는 오염된 공기와 담배 연기와 같은 것과는 가까이해서는 안된다.
　피부의 구멍들이 임파선이 운반시켜 놓은 독을 배설시킬 수 있게 피부가 강화되어야 한다.
　신장은 알코올이나 요산노폐물들의 방해를 받지 않고 활동이 자유로워야 한다. 대장은 30년이나 40년 또는 50년이나, 혹은 그 이상으로 오래 묵은 노폐물을 배설시켜야 한다. 이상의 것들은 자연요법의 일부일 뿐이다.
　인체의 전세포와 조직은 살아있는 유기질의 영양분을 섭취해야 한다. 결국 이것은 우리들이 때때로, 가능하면 자주 열을 가하거나 가공을 하여 생명력이 파괴된 음식을 먹지 않아야 한다는 것을 의미한다. 많은 사람들이 내가 쓴 책『샐러드 식사법 안내서』에서 안내를 받아 거기에 적힌 간단한 규칙과 메뉴를 지켜서 도움을 보았다고 하면서 찬사를 보내 왔다.
　당근과 자주개자리즙에다 상추즙을 혼합시키면 원소들을 강화시켜 모근에 아주 좋다. 이 혼합즙을 하루에 한 파인트씩 마시면 머리카락이 놀라울 정도로 잘 자라게 된다.

■ 아스파라거스즙 asparagus juice

아스파라거스에는 아스파라긴 asparagine이라는 알카로이드 (alkaloid : 식물 속의 염기성물질)가 비교적 많이 들어 있다. 알카로이드란 살아 있는 식물에서만 발견된다.

알카로이드에는 식물의 활동적인 생명의 원리가 들어 있으며, 이것이 없이는 자라지도 못할 뿐만 아니라

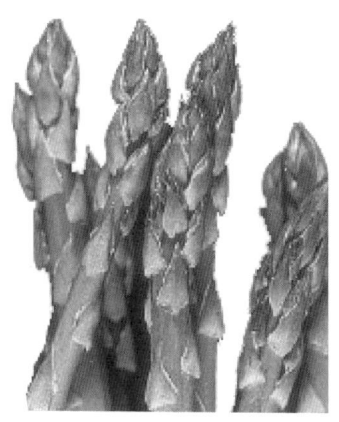

아스파라거스

살 수도 없다. 아스파라거스는 탄소, 수소, 질소, 산소 등의 원소로 구성되어 있다. 아스파라거스를 요리하거나 통조림으로 만들면 알카로이드가 없어지고, 수소와 산소는 흩어져버리며 알카로이드와 다른 원소들이 결합하여 만들어진 자연 염분도 소실되어 그 가치가 사라진다.

아스파라거스즙은 이뇨제로 아주 뛰어나며, 특히 당근즙과 합쳤을 때가 매우 좋다.

아스파라거스만의 단독즙은 신장이 아주 불쾌한 반응을 보이는 것으로 판명되었다. 이 생즙은 신장의 부조화와 일반적인 선(腺)장애를 조정하는 데에 쓰인다. 당뇨병과 빈혈증에는 특히 유효하다고 인정되는 다른 생즙과 혼합시켜 마시면 도움을 받는다.

이 생즙은 심장이나 전 근육 조직에 있는 수산결정체를 부수어주기 때문에 류머티즘, 신경염 등에 좋다.

류머티즘은 육류와 육류제품을 먹을 때에 소화의 끝머리에 생기는 찌꺼기가 다량의 요산을 만들어내기 때문에 발생되는 질병이다.
인체의 조직은 소위 「완전 단백질」이라는 육류와 육류 제품을 완전히 소화시킬 수가 없는데 이들 식품을 많이 섭취하면 다량의 요산이 발생하여 인체의 근육 속으로 스며든다. 계속해서 육류를 섭취하면 신장과 다른 배설기관의 작업을 어렵게 하며 점점 적은 양의 요산만 배설되고 그에 따라 많은 양의 요산이 근육속으로 흡수된다. 그 결과가 고통스러운 류머티즘으로 나타난다.
이와 같은 상태가 전립선장애를 일으키는 근본 원인 중의 하나이며, 이 경우엔 당근, 비트, 오이즙에 아스파라거스즙을 혼합시켜 마시면 도움을 받는다.

■ 비트즙 beet juice

비트즙은 혈액의 적혈구를 만들어주고 혈액을 좋게 조절하는 데에 가장 좋은 여러 생즙 중의 하나이다. 특히 부인들은 매일 당근과 비트의 혼합즙을 적어도 1파인트씩 마시는 것이 좋다.
당근과 비트즙을 1파인트 만들 때의 비율은 뿌리와 잎을 써서 비트즙을 3에서 8온스 정도로 하고 나머지는 당근즙으로 한다.

역자주 : 1파인트는 ½쿼트. 미국에서는 0.47L. 영국에서는 0.57L가 1파인트임.

비트즙 만을 마실 때에 한꺼번에 포도주잔 크기의 양보다 더 많이 마시면 정화반응 cleansing reaction 을 일으키는데 순간적으로 현기증이 나고 메스꺼워질 수도 있다. 그것은 간을 정화시키는 효과의 결과인데, 불쾌감을 느낄 수도 있다.

이 유익한 정화작용에 익숙해질 때까지 비트즙을 적게 하고 당근즙

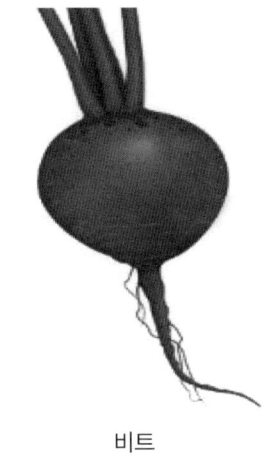

비트

을 많이 하는 것이 최선이라는 것이 경험에 의하여 밝혀졌는데, 점차 비트즙을 늘여나가는 것이 좋다.

대체로 6~8온스 정도 크기의 잔으로 하루에 두잔씩 마시면 충분하다. 생리불순에 비트즙이 아주 좋은데, 특히 생리기간에 적은 양으로 대개 포도주잔으로 한잔이 되게(한잔에 2~3온스 정도) 하여 하루에 두세 차례씩 마신다.

갱년기 때에도 이와 같이 마시는 것이 아주 좋다는 것이 알려졌는데, 약이나 인공 호르몬은 퇴행성을 수반하는데 반하여 비트즙은 오랫동안 효과를 나타냈다. 하여간 약이나 인공의 화학제품은 무엇이든 일시적으로 효과를 나타낼 뿐이다. 그러한 약이나 인공 호르

문제를 먹는 사람은 자신의 육체와 자연이 무기질 물질을 체외로 씻어내려고 노력할 때에 고통을 받을 수가 있는 것이다. 따라서 인체의 어떤 질병이든 영원히 낫게 하고 고칠 수가 있다고 보장받을 수가 있는 약이란 그 후에 다른 병, 어쩌면 그 질병보다 더 심각한 상태를 일으킬 수도 있다는것을 보장하는 것과 같다. 그러한 약으로 오래도록 고통을 받게 되는 사람은 그 약을 먹는 사람이지 그 약을 선전하거나 처방을 내리는 사람이 아니다.

분명한 것은 자연이 우리들에게 자연의 방법을 주었으며 그 방법으로 우리들은 건강, 에네르기, 체력, 활력을 얻을 수가 있다는 것이다. 또한 자연은 우리들에게 크든 작든 지식을 추구할 수 있는 지성도 주었다.

우리가 그 지성을 이용하면 자연은 우리들을 향해 미소 짓는다. 그러나 그 지성을 이용하지 않으면 왜 인간들이 어리석은 쪽으로 쫓아다니는가 하고 이상해 하면서 끊임없는 인내와 동정심을 갖고 우리들 곁에 서 있다.

붉은 비트에 들어 있는 철분의 실제 함량은 그리 높지가 않으나 피의 적혈구에 빼어난 식품을 공급할 수 있는 정도의 질이다.

비트가 가진 가장 큰 화학적 원소의 장점은 나트륨이 50%이상이나 되고 칼슘 함량은 겨우 5%정도라는 사실이다.

이 정도의 비율이면 체내에 쌓이는 칼슘을 계속 녹여낼 수가 있을 정도여서 매우 귀한 것이다. 화식을 하면 무기칼슘이 조직에 계속 쌓이고 혈관에 저장되어 혈관의 벽을 경화시키고 정맥노장을 일으키며 동맥을 경화시킨다. 그리고 혈액을 탁하게 하여 고혈압을 일으키는 등 여러 가지의 심장병을 유발시키는 것이다.

그리고 비트즙의 약 20%는 칼륨인데 칼륨은 인체의 모든 생리적 기능에 필요한 일반적인 영양을 공급하며, 비트의 8%는 염소인데 염소는 간장, 신장, 담낭(쓸개)에 대해 매우 훌륭한 유기적인 정화제의 역할을 하면서 또한 전 인체를 통하여 림프의 활동을 촉진시켜준다.

당근과 비트의 혼합즙은 한편으로는 훌륭한 비율의 인과 황을, 그리고 다른 한편으로는 칼륨과 기타 알칼리 원소들을 공급하는데 거기에는 비타민 A도 포함되어 있어서 이들 요소들은 혈액세포 특히 적혈구를 만들어내는 최상의 자연건설가이다.

■ 당근, 비트, 코코넛의 혼합즙

코코넛의 과육에서 뽑아낸 수액을 당근과 비트의 혼합즙에 섞으면 강한 인체를 만들어주는 영양소가 되는데 그것은 또한 신장과 담낭에 대한 강력한 정화제이기도 하다.

이 생즙을 적당히 배합시키면 알칼리 원소인 칼륨, 나트륨, 칼슘, 마그네슘, 철분을 충분히 포함하게 되며 인, 황, 규소, 염소들도 충분히 포함하게 되는데, 그 혼합비율도 매우 뛰어나다.

■ 당근, 비트, 오이의 혼합즙

　진한 전분질이나 설탕을 많이 먹으면 담낭이나 신장에 모래나 자갈이 쌓이는 결석증이 발생하는데, 이는 몸에 쌓이는 무기칼슘을 배설시키는 관계 기관의 역할이 약해지기 때문이다. 담낭은 간장과 혈관에 바로 연결되어 있다.

　우리가 먹는 모든 음식은 여러 소화기관에서 부서지는데 거기에 포함되어 있는 요소들은 혈액에 의하여 간장으로 옮겨져 더 잘게 부수어지고 격리시켜진다.

　진한 곡물류나 밀가루 제품의 음식은 인체의 세포나 조직을 재건하는 데에 모두 다 쓰여지지는 않으며, 특히 열이 가해져 생명을 잃은 음식물은 거의 무용해진다. 그러한 경우에도 그 음식물의 구성 원소는 간장을 통과하여야 하는데 거기에 칼슘이 들어 있다. 이들 전분의 분자들은 물에 녹지 않는다.

　인체의 모든 부위는 활력이 있는 유기칼슘을 필요로 하는데, 이들 칼슘은 반드시 물에서 용해가 되어야 한다. 이러한 칼슘은 오로지 과일과 생야채, 아니면 생야채와 생과일로 만든 생즙에서만 취할 수가 있다. 이러한 칼슘은 간장을 통과하여 각종 선의 작용에서 아니면 세포와 조직의 형성에 흡수되어진다.

　농축된 전분이나 설탕에 포함되어 있는 칼슘은 일단 열이 가해진 음식들로서 물에 녹지 않는다. 이러한 칼슘이 체내의 조직에 존재해 보아야 조직과는 관계가 없는 낯선 물질이어서 혈액이나 림프액에 의하여 기회가 있을 때마다 밖으로 내어 보내어진다.

　이들 무기 칼슘을 쉽게 배출시킬 수가 있는 장소가 담관이며, 담관은 그것을 담낭으로 운반시킨다. 그 다음으로 무기칼슘을 배출시키기가 좋은 장소는 혈액의 종착점이라고 할 수가 있는데 배 쪽으로 갔을 땐 흔히 종창을 일으키고 항문으로 갔을 땐 거기에서 치질을 일으키게 된다.

　이러한 무기칼슘 원소는 상기의 기관들을 통과하다가 결국엔 신장으로 가게 마련이다.

　담낭에 있던, 신장에 있던 소수의 무기칼슘은 크게 해로움을 주지는 않으나 빵, 곡류, 과자와 같은 밀가루 음식을 계속 먹으면 무기 칼슘이 계속 쌓여서 담낭이나 신장에 결석을 형성시킨다.

　신장결석이 엄청나게 큰 경우를 제외하고는 이러한 결석이나 방해물질을 외과적인 수술로 제거시킨다는 것은 불필요하며 바보짓이라는 것을 오랜 경험에서 알게 되었다. 더욱이 외과수술을 해야 할 경우에라도 자연의 지혜, 즉 위대한 치료자인 자연의 도움을 받는 것이 더 나을 것이다.

　손잡이가 달린 큰 잔에 더운 물을 넣고 한 개의 레몬에서 즙을 짜서 넣어 레몬즙을 만든다.

　이 레몬즙을 하루에 여러 차례 마시면서 역시 큰 잔에다 당근, 비트,. 오이의 혼합즙을 만들어 하루에 3~4회 마시면 수일 혹은 수주일 이내에 결석이 사라져 고통에서 벗어날 수가 있었던 경험을 한 사람들이 많이 있다.

 이에 대한 한 예로서 어느 40대 신사가 경험한 것에 대하여 말해 보겠다. 그 신사는 매우 성공한 사업가로서 운이 좋게도 고속도로 변에다 미 전역에 걸쳐 여러 개의 연쇄점망을 갖고 있었으며 영국에도 한 두 개의 연쇄점망을 소유하고 있었다.

 그는 20년 이상이나 날카로운 고통을 받아 고생했는데 병원의 의사들로부터 진찰을 받은 결과 담낭에 결석이 있다는 것이었다. 그 사실은 염색시약을 써서 하는 이도프탈레인idophthalein으로 X-레이 사진을 찍었을 때나 그냥 X-레이를 찍었을 때에도 같은 결과로 나타났다. 그러나 그는 수술에 대한 두려움과 혐오 때문에 담낭 수술을 하지 않고 있었다.

 생즙으로 결석을 제거할 수 있다는 얘기를 듣자, 그는 이 책을 사다 읽고는 경험에 의하여 그를 충분히 도울 수가 있는 어느 사람에게 자신의 문제를 맡겼는데, 그 스승은 말하기를 생즙요법으로 비교적 빨리 치유가 될 수는 있으나 평소보다 더 큰 고통이 일시적으로 일어날 수가 있다고 했다.

 고통은 수분간 아니면 한 시간 정도로 지속될 것이나 결국엔 무기칼슘이 녹아내리면서 모든 고통이 한꺼번에 사라질 것이라고 했다.

 그는 더운 물 한컵에 한 개의 레몬에서 짜낸 즙을 넣어 레몬즙을 만들어 하루 동안에 10내지 12잔을 마셨다. 그리고 당근, 비트, 오이로 만든 혼합즙을 약 3파인트 정도 마셨다. 그 다음 날 몇 차례의 무서운 발작적인 경련이 일어났는데 그 경련은 대개 10분에서 15분 정도씩 걸렸다. 1주일이 지난 후에 위기가 왔다. 그는 약 반시간 동안 괴로워서 방바닥에서 굴렀다. 그러다가 갑자기 고통이 사라지면서 순간적으로 결석이 빠져나갔다. 그리고 그 반응으로 오줌에서 먼지 같은 것이 보였다.

그날 밤으로 그는 다른 사람이 되었다. 그 다음 날 그는 나와 함께 나의 차를 타고 뉴욕에서 워싱턴으로, 거기에서 다시 캐나다로 가는 먼 여행을 떠났는데, 20년은 더 젊어진 듯하다고 했으며 단순한 자연의 기적에 대하여 감탄을 했다. 이것은 결코 특별한 사례가 아니다. 전 세계를 통하여 수많은 사람들이 신선한 생즙으로 얻은 효험에 감사를 드리고 있다.

당근, 비트, 오이의 혼합즙은 담낭, 간장, 신장, 전립선, 그리고 다른 성선에 정화와 치료에 도움을 주는 최고 요법중의 하나이다. 꼭 마음에 새겨두어야 할 것은 육식을 하면 기관에 많은 양의 요산이 발생하는데, 신장에 의하여 그 요산이 다 배설이 되지 않으므로 신장에 결정적인 부담을 줄 뿐만 아니라 인체의 다른 부위에도 영향을 미친다는 것이다. 그러므로 당근, 비트, 오이의 혼합즙은 조직을 정화시킨다는 관점에서 무한한 가치를 지니고 있다. 그리고 이 녹즙을 마실 때에는 신체가 스스로 정상으로 재조정할 수 있는 기회를 가질 수 있게 잠시 동안 육식은 물론이고 농축된 설탕이나 전분 식품을 금하는 것이 좋다.

만일 우리들이 신체의 재조정으로 건강한 상태를 되찾았을 때라도 누구든지 원한다면, 활력을 잃기 위해서는 활력을 잃은 음식으로 되돌아 가기만 하면 된다는 것을 경험에서 알게 되었다. 그러나 많은 사람들이 좋지도 나쁘지도 않은 건강상태나 나쁜 건강상태로 되돌아 가기를 원하지는 않는다는 것을 알게 되었으며, 그들은 참으로 감사할 뿐이다.

그들은 영양을 주기보다는 맛을 더 주는 음식을 희생시켜서라도 건강, 체력, 에네르기, 활력을 가질만한 가치가 있다는 것을 경험으로 알게 되었던 것이다. 그러나 간단한 요리법만 배우면 영양을 주는 음식도 맛이 있게 만들 수가 있으며 또 얼마든지 맛이 있게 만들어진다.

■ 방울 양배추즙 brussel sprout juice

방울 양배추즙을 당근즙, 줄기콩즙, 상추즙과 섞어 혼합즙을 만들면 소화기간 중 췌장의 기능에서 인슐린의 생성물질을 강화시켜 주는 여러 요소들을 공급하여 준다.

그래서 이 혼합즙은 당뇨병에 매우 좋은 효과를 준다. 그러나 당뇨병에서 그러한 효과를 보려면 농축된 전분과 설탕제품을 완전히 배제시키고 장 운동과 관장을 규칙적으로 하여 체내에서 노폐물을 배설시켜야 한다.

■ 양배추즙 cabbage juice

　십이지장 궤양은 양배추즙을 마시면 놀라울 정도로 반응한다. 이 때에 유일한 결점은 많은 가스가 발생한다는 것이다. 어떠한 경우에는 단순히 당근즙만으로도 성공을 거둘 수가 있으며, 그러한 사람들은 당근즙이 더 맛이 있다고 한다. 양배추즙은 몸을 정화시키고 체중을 줄이는 데에 놀라운 효력을 갖고 있다.
　양배추즙을 마시면 때때로 장에 가스를 발생시켜 고통을 일으키게 하는 경향이 있다. 그 가스는 장에 있는 부패물질이 양배추즙에 의하여 분해되어 화학반응을 일으킨 결과로 나타나는 것이다. 이것은 자연스러운 것으로서 생즙에 있는 정화요소의 반응으로 노폐물이 분해되면서 황화수라는 더러운 냄새가 나는 가스를 분출시키는 것이다. 관장을 하고 장을 청소하면 가스와 그 가스가 나오게 하는 노폐물들을 제거시키게 된다.

　양배추에 함유되어 있는 가장 가치가 있는 요소들은 높은 함량의 황과 염소이며 그리고 비교적 많은 양의 옥도이다. 황과 염소의 혼합물은 위와 창자에 있는 점액질을 씻어내는 역할을 하는데 생양배추즙을 먹어야 그러한 반응을 일으키며, 만일 소금을 섞으면 효과가 없어진다.
　양배추즙이나 다른 녹즙을 섞은 혼합즙을 마신 후에 과도한 가스가 나오거나 고통을 받게 되는 것은 창자에 아주 좋지 않은 독이 많이 쌓여 있다는 것을 나타내는 것이다. 이러한 경우에는 양배추즙을 많이 마시기 전에 당근즙이나 당근과 시금치의 혼합즙을 2~3주일 동안 매일 마시면서 매일 관장을 하는 것이 더 바람직하다는 것을 알게 되었다. 그리고 장에서 양배추즙을 소화시킬 수가 있을 때에, 특히 과도한 지방으로 체중이 높다면 양배추즙이 정화제로서는 효력을 나타내지 못한다는 것이 알려졌다.

　양배추즙을 당근즙에 합치면 정화제로서 비타민 C의 매우 뛰어난 공급원이 되어 특히 치주농루를 일으키는 잇몸을 치료하는 데에 특효가 있다.

　그러나 끓이거나 많은 열을 가하여 건조를 시키면 효소, 비타민, 미네랄, 염분들의 효력이 파괴되어버린다. 따라서 요리를 했거나 통조림에 넣은 양배추를 100파운드나 120파운드쯤 먹어도 양배추를 적당히 짜서 만든 생즙 반파인트를 마실 때에 취할 수가 있는 활성화된 유기적인 음식의 가치를 얻을 수는 없다.

　양배추즙은 궤양과 변비의 치료에 대단히 유용하게 이용되어 왔다. 변비는 피부에 일어나는 부스럼 등을 일으키는 근본적인 원인이므로 이들 피부병도 이 생즙을 현명하게 이용함으로써 치유를 시켜왔다.

　그리고 반드시 유념해야할 사항은 양배추에나 양배추즙에 소금을 더하면 그 효용가치를 파괴할 뿐만 아니라 오히려 해로워진다는 사실이다.

■ 생당근즙 raw carrot juice

각자의 조건에 따라 생단근즙을 하루에 6파인트에서 8파인트까지 무한정으로 마셔도 적당한 양이 된다. 생당근즙은 인체의 전신을 정상화시키는 데에 도움을 주는 효력을 갖고 있다.

생당근즙은 비타민 A의 가장 좋은 공급원이며 그것은 체내에서 빨리 소화된다. 그리고 생당근즙에는 비타민 B, D, E, G, K가 풍부하다. 생당근즙은 식욕을 돋우어 주고 소화에도 도움을 준다. 생당근즙은 치아의 골격을 좋게 하고 유지시키는 데에도 많은 도움을 준다.

아기를 키우는 어머니들은 좋은 젖을 만들기 위하여 잘 만들어진 생당근즙을 많이 마셔야 한다. 때로는 어머니의 젖이 환경에 따라 활력이 넘치는 충분한 영양분을 제공하지 못하기 때문이다. 임신 중 아기를 낳기 전 수개월 동안 생당근즙을 많이 마시면 산후 패혈증이 일어날 가능성을 줄여준다. 매일 한 파인트의 당근즙을 마시면 25파운드의 칼슘 정제를 먹는 것보다 더 몸을 좋게 만들 수가 있다.

생당근즙은 궤양의 상태나 암의 상태를 자연적으로 치유해준다. 생당근즙은 여러 가지의 감염에 저항하는데, 특히 부신과 협력하여 최대의 효과적인 일을 해낸다. 생당근즙은 눈, 목줄기와 편도선, 부비강, 호흡기에 대한 질병의 감염을 막는 데에 도움을 준다. 생당근즙은 또한 신경계를 보호해주며 인체의 체력과 활력을 증진시키는 데에는 따를 자가 없다고 할 정도이다.

장이나 간장에 일어나는 질병들은 때로 잘 만들어진 생당근즙에 있는 어떤 요소들이 모자라기 때문에 발생하기도 한다. 그러한 때에 생당근즙을 마시면 간장에 대단한 청소가 진행되어 간장에 매달려 있던 물질이 녹아내리는 것이 보여질 것이다. 그럴 때에 자주 오물의 배설이 넘쳐서 장관이나 요도가 충분히 처리를 할 수가 없게 되면, 자연스럽게 림프로 흘러들어 피부의 구멍들을 통하여 체외로 배출시키게 된다. 이들 물질은 뚜렷하게 오렌지색이나 노란색을 띠고 있어서 체내에서 배설되면서 때로는 피부의 색깔을 변화시킨다. 당근이나 다른 야채즙을 마신 후에 이러한 피부 색깔의 변화가 일어나는 것은 간장이 필요한 정화작용을 하고 있음을 나타내고 있는 것이다. 이때에 피부를 통하여 비치는 색깔은 당근즙이나 카로틴이 아니다. 즙을 걸러서 색깔을 거의 뺀 후에 마셔도 피부의 색깔이 변하는 것을 알 수가 있다.

당근의 색상이 피부를 통하여 나올 수가 없다는 것은 비트의 붉은 색이 인체의 색깔을 붉게, 또는 푸른 채소의 엽록소가 피부를 초록색으로 바꿀 수가 없는 것과 같다. 하여간 여드름이나 부스럼이나 있어서 건강하지 못하다는 것을 남에게까지 알리면서 창백한 상태로 지내기보다는 약간의 당근색깔을 띤 채 새틴satin같이 건강하고 윤기가 나는 부드러운 피부를 갖는 것이 더 좋지 않겠는가. 그 피부의 색깔 변화는 곧 사라지게 되는데, 그 색깔의 변화에 당황해 하기보다는 이들 생즙을 마심으로써 간장의 붕괴가 중지되고 보호 된다는 사실에 기뻐해야 할 것이다.

그러나 위와 같이 간장을 급속히 정화시키는 당근즙 대신에 다른 생즙을 쓰거나 그 독특한 녹즙에 다른 즙을 보태어 쓰면 정화작용 이 늦추어지면서 피부의 색깔 변화도 늦추어지게 된다. 휴식과 수 면의 부족이나 과로도 피부색깔을 많이 변화시킬 수가 있다.

내분비선 특히 부신과 생식선은 생당근즙에 있는 요소를 필요로 한다. 때때로 불임증이 생당근즙을 마심으로써 극복이 될 수가 있 다. 불임증의 원인은 요리를 하거나 살균을 하여 원소와 효소가 파 괴된 음식을 지속적으로 먹어서 일어나는 것임이 판명되었다.

피부건조, 피부염, 그리고 여러 가지의 피부 부스럼도 당근즙에 있는 것과 같은 영양 원소가 인체에서 부족할 때에 일어나게 된다. 그와 같은 상태가 안염이나 결막염과 같은 눈병을 일으키는 원인이 되기도 한다.

신선하고 깨끗한 생당근을 이용하여 생즙을 잘 짜내면, 거기엔 유기질 알칼리 원소인 나트륨과 칼륨이 많이 들어 있다. 그리고 마 그네슘, 철분이 많이 함유되어 있으며, 또한 활력의 유기원소인 인, 황, 규소, 염소들이 완벽한 균형을 이루고 있는데 이들이 인체조직 의 작용과 반작용을 유지시켜 준다.

이 시대에 들어서 생당근즙은 궤양과 암을 해결해주는 치료제로서 기적적인 역할을 한다고 판명되었다. 그러나 치료제로서 활용하려면 생당근즙을 잘 만들어야 하며 농축된 설탕제품, 전분제품, 모든 밀가루 음식들을 절대로 식사에서 제외시켜야 한다.

위궤양이나 암을 일으키게 하는 가장 보이지 않는 원인들 중의 하나는 환자의 오래된 분노 때문이라는 것이 알려졌는데, 특히 그들은 어릴 때부터 너무 자주 분노를 한다는 것이다. 그들의 분노를 완전히 해결하지 않고는 환자를 도울 수 없고 대단히 효과적인 어떠한 시도도 모두 무산시켜 버린다는 것이다.

당근즙을 많이 마시고 나면 때때로 반작용이 일어남을 경험하게 되는데 어떤 때에는 고통을 맛볼 수도 있다. 그것은 자연이 인체의 더러운 구석들을 청소하기 시작했다는 표시로서 완전히 자연적인 순서일 뿐이며 그 즙이 그러한 목적에는 절대적으로 필요한 음식물임을 나타내는 것이다. 이때에 당근즙이 자기와는 맞지않는다고 쉽게 결론지어버린다면, 그것은 이해의 부족이다. 당근즙은 인체에 필요한 최고의 유기수이며 영양분이기 때문이다.

생당근즙을 신선하게 잘 만들면 이보다 더 이상 시들어가는 인체의 세포와 조직이 갈망하는 효소, 활력 원소, 활력 유기수를 공급할 수 있는 것은 없다. 그것은 실로 상상을 할 수가 없을 정도이다.

당근즙에 생염소젖이나 순수한 크림을 약간 타면 향내가 별다르게 되어 당근즙만으로 마실 때에 일어날 수가 있는 반응이나 부담감을 갖게 하는 단조로움을 극복할 수가 있다.

크림은 지방질이며 순수하고 단순한 식품이나 우유는 절대로 진한 단백질 식품이라고 말할 수가 있다. 인체내에서 크림은 우유와는 달리 완전히 다른 소화과정을 거친다. 물론 크림이 약간의 점액질을 형성하기는 하지만 우유처럼 많이 형성시키는 치명적인 식품은 아니다.

인체가 피로나, 고통, 어떤 반응 등으로 고통이나 장애를 받게되면 생리적으로 다른 어떤 원인이나 조건보다도 장관이 책임을 져야 한다는 것을 기억하고 있으면 대단히 좋다.

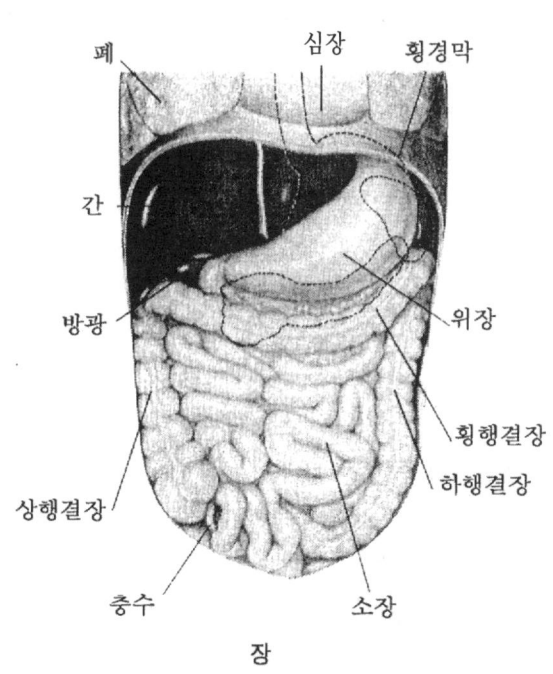

장

요리식이나 가공식만을 하게 되면 장관은 정상적으로 그리고 성공적으로 활동을 할 수가 없다는 것을 우리들은 경험하게 된다. 따라서 완벽한 장관을 갖기란 거의 불가능하다는 사실을 알고 지내는 것이 더 안전하다고 할 것이다.

사실이 이러하므로 고통이나 장애로 고생을 하게 되면, 제일 먼저 해야 할 일은 장의 청소인데, 적어도 여러번 관장을 하여 고통을 일으키는 원인이 정상화되도록 해야 한다. 따라서 신선한 생즙이 장관의 활동을 재생시키는 데에 좋은 기회를 부여한다.

장에 가장 좋은 식품은 당근과 시금치의 혼합즙인데, 이에 대한 처방은 이책의 다음 장에서 언급하겠다.

많은 사람들은 장이 무엇이며, 장이 어떻게 생겼으며, 인체의 어디에 위치하고 있는 지에 대하여 막연하게나마도 모르고 있다. 그래서 나는 여기에 장의 그림을 넣는 것이 중요하다고 생각한다. 이 그림의 실물은 17″×22″의 크기로서 사무실이나 가정의 벽에 걸어 놓을 수 있게 내가 손수 그린 것이다(이 책의 말미에서 장에 대하여 상세한 것들은 알 수가 있게 될 것이다).

인체에 필요한 생즙의 양은 생즙의 질에 따라 결정된다는 사실을 마음에 새겨두어야 한다. 일반적으로 분쇄기와 압착기로 짤 때에 비하여 원심분리기로 짜게 되면 많은 양의 생즙이 필요하게 된다. 생즙은 우리가 얻을 수 있는 가장 훌륭한 영양분이라는 것을 항상 그리고 명확하게 마음에 새겨두고 있어야 한다.

생즙을 계속 마시면서 살아가면, 생즙을 마시지 않고 살아가는 사람보다 훨씬 더 건강하게 그리고 더 오래 살게 된다. 당근즙은 인체의 전 조직에 영양분을 주는 요소들을 고루 갖추고 있으며 체중을 정상화시켜줄 뿐만 아니라 인체내의 화학적인 균형도 갖추어 준다.

당근즙은 특히 시력의 조직에 영양분을 공급하는데 미국의 육해군학교에 비행사로 응시했다가 약시로 1차 신체검사에서 입학을 거절당한 많은 젊은이들에 의해 증명이 되었다. 그 청년들은 수주일 동안 매일 신선한 당근즙을 많이 마신 후 다시 응시한 결과 요구 시력에 충분히 맞출 수가 있어서 입학이 허용되었던 것이다.

이러한 일이 한번만 일어났다면 그것은 의심할 여지가 없이 하나의 기현성이라고 받아질 것이다. 만일 이러한 일이 두 번 일어났다면 치료학회지에 우연의 일치로 기록되어질 것이다. 그러나 이러한 일이 계속해서 일어난다면 분명히 당근즙의 배경에 충분히 의심을 두게 될 것이며, 우주에는 무엇인가 많은 것이 있다는 것을 느끼게 되어 소위 최고의 교육을 받은 사람들까지도 그것을 받아들이게 될 것이다.

단순히 신선한 당근즙만으로 궤양이나 각종 암의 치료에 효과가 있다는 것은 이미 알려져 있다. 궤양이나 암으로 밝혀져 세포가 시들어가면서 보이지 않는 병으로 황폐하여 다 죽어가던 인체의 조직도 주의깊게 선택되고 준비된 식사를 하면서 많은 당근즙을 주된 영양분으로 받아들이면 건강을 되찾을 수가 있다.

　사람들은 대개 위와 같은 특별한 질병을 생각만 해도 괴로워하고, 놀라고, 당황해 하지만 그 질병이 일어나는 원인이나 진행의 과정이 실제로는 단순하여 이해하기가 쉽다. 유럽전쟁(**역자주** : 제1차 세계대전) 이후 온 지역이 황폐하여 수많은 젊은이들이 고아가 되어 집은커녕 잘 지붕도 없이 기아상태에서 나라안을 떠돌아 다녔는데 우리들은 그 때에 국가적으로는 물론이고 국제적으로도 궤양이 암으로 발전해나갈 것으로 내다보았다.

　통제하지 않고 마음대로 하게 내버려두면 그들은 상상을 초월할 정도의 범죄와 악의 소굴로 빠져들 것이다. 그러나 그들에게 적당히 영양을 주고 훈련을 시키면 매우 짧은 시간내에 훌륭하고도 유능한 시민으로 만들 수가 있을 것이다.

　우리들의 인체도 바로 그와 같다. 우리 인간들이 먹는 음식에서, 특히 우리 세대와 우리의 앞 세대에서 취한 음식에서 살아있는 원소들이 부족하여 시들어가거나 반쯤 시들어가는 육체의 세포들이 원래 하게 되어 있는 기능들을 발휘하지 못하고 반역을 일으켜 무질서하게 되어 갔다.

　비유해서 설명하자면 이들 세포들은 완전히 죽지 않고 자기의 처소에서 떨어져 나와 떠돌아다니다가 자기들끼리 집단으로 모일 수 있는 신체의 어느 부위를 찾아들게 된다. 그렇게 되면 살아있는 원소들이 죽어가면서 크든, 작든 온 몸이 아파오고 방어력과 저항력이 약해지는 부위들이 늘어가게 된다.

궤양이나 암은 육체의 부실에서만 발생한다고 보아서는 안된다. 앞에서 이미 언급했듯이 이러한 질병들은 살아가면서 지니게 되는 오래된 원한에서 싹이 튼다.

예를 들어 질투, 두려움, 미움, 공포, 좌절감과 같이 무형의 부정적인 정신적인 장애에서 일어난다. 스트레스도 중요한 원인이 된다. 이러한 정신적인 장애들을 일차적으로 해소하여야 한다. 그렇다고 해서 영양상실(**역자주** : malnutrition ; 많이 먹기는 하나 영양을 상실한 식품들이어서 실제로는 영양상실이 되는 것)과 인체를 정신적으로나 육체적으로 최고로 청결하게 유지하지 못하게 되는 것이 결정적으로 질병을 일으키는 요인이 된다는 것을 간과해서는 안된다.

위와 같은 전제와 우리들이 연구한 결과에서 얻은 경험으로 암이 일어나는 원인을 환상적인 연구나 통제할 수가 없는 라듐실험에 의한 파괴적인 연구에서 찾을 수가 없다는 것을 주장하는 것이다. 그보다는 우리들이 일상으로 취하는 음식물에 살아있는 원소가 부족하기 때문에 일어나는 것이라는 쪽으로 연구가 되어져야 할 것이다. 그에 따라 치료에 대한 연구도 창조정신의 기본 원리쪽으로 다가가는, 좀 더 지적인 방향으로 나아가야 할 것이다. 즉 여러 가지의 독들이 자연치유과정을 방해하지 못하게 그 독들을 만들어내는 인체의 더러움을 씻어내야 한다. 그와 동시에 세포를 되살려서 조직을 되살리기 위해 가장 활력적인 살아있는 원소가 들어 있는 식품을 공급하면 진행성의 퇴행을 막고 건설적인 재생의 과정을 촉진하게 될 것이다.

　인체의 어느 기관도 몸의 전체에 대한 관계가 없이는 기계적으로나 자동적으로 일을 할 수가 없다는 것을 빨리 알아야 인체의 기능을 빨리 조절할 수가 있다.

　우리들은 어떤 형태의 지성이 인체의 온갖 기능을 갖추고 있으며 또한 어떤 방법으로 작용하고 있는지를 모른다. 그러나 지식의 결여로 사람들이 음식을 잘못 먹어 스스로를 파괴시키고 있어도 태어날 때에 갖추어진 선천적인 어떤 지성이 인체의 모든 선, 뼈, 신경, 그리고 근육들을 보호하려고 한다는 것을 우리들은 알고 있다. 아프거나 병에 걸리는 원인을 알려면 무엇보다도 우선 식료품 가게의 통조림선반을 보아야 할 것이며, 밀가루 공장으로, 설탕과 캔디공장이나, 청량음료수 공장으로 가보아야 할 것이다.

　거기에서 현대 문명이 인체를 위한 음식과 영양분으로 발전시켜 온 죽은 원소가 잔뜩 들어 있는 상품들을 조사해봐야 한다. 생명과 죽음을 같은 곳에서 동시에 가질 수가 없는 것처럼 통조림에 든 식품은 생명의 흔적이 완전히 배제되어야 정부에서 판매를 허용한다. 아니면 썩기 때문이다.

　구운 빵이나 제조된 곡물도 생명소가 나타나지 않게 완전히 파괴될 때까지 열이 가해진 후에야 먹을 수가 있게 된다. 이와 같은 빵을 더 강화한다는 것은 거기에다 죽은 원소를 더 보태어준다는 것을 의미할 뿐, 다른 특별한 뜻이 없다. 이와 같은 각도에서 음식물의 현 위치를 분석해보면 자신의 선택이나 상황, 그리고 환경 때문에 완전히 신선한 음식물에 의하여 살아가고 있거나 혹은 그러하지 않는 경우에라도 여러 가지의 신선한 생야채와 각종 과일의 생즙을 먹는 것이 필수적이라는 것이 자명하게 되며, 항상 생즙은 신체의 건설자요 과일즙은 신체를 근본적으로 청소해주는 정화제임을 알아야 한다.

생야채즙은 단백질 원소를 많이 포함하고 있으며 과일즙은 탄수화물을 많이 포함하고 있다. 보통의 사람들에게는 여러 가지의 신선한 야채와 과일즙을 많이 먹고 살아가면 암에 걸리지 않는다는 사실을 알게 되는 것이 흥미가 있겠으나, 암연구재단이나 다른 연구재단에게는 그 사실이 이롭지는 못할 것이다.

한편으로 자연식과 생즙식을 하는 많은 암환자들의 말을 빌리면 위와 같은 점에서 신선한 생당근 생즙요법이 절대적인 가치를 지니고 있음이 명백하다고 한다. 이러한 요법이 완전히 정통성을 지닌 것은 아니다.

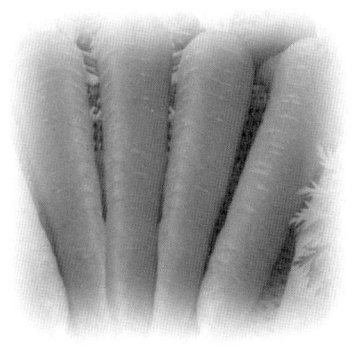

당근

효과는 높은 반면 경비는 대단히 절약이 될 것이다. 자연의 도움을 찾고 이용하는 사람들은 이러한 요법을 벌써부터 성공적으로 추구하여 왔으나, 그러나 어떤 의과학자들은 매우 당황해 할 것이다. 그러나 의심의 여지가 없이 환자들에게는 대단히 유효하다. 가까운 장래에 우리들이 알아낸 바와 같이 전 세계인들이 장을 세척하고 관장을 하면서 매일 신선한 생야채즙을 많이 마시는 등 자연식을 하여 몸을 깨끗이 하는 것만이 병에 걸리지 않게 한다는 사실을 알게 되기를 바란다.

■ **당근즙의 분자는 혈액 분자와 같다.**

최근에 현미경으로 알게 된 사실인데 당근즙의 분자는 혈액의 분자와 거의 유사하다고 말할 수가 있다는 것이다.
그것은 대단히 흥미로우며 자연의 신비를 새삼 알게 해주는 것이다. 당근즙이 대단히 유효하다는 것을 알게 된 것이 놀랄만한 사실은 아니다.

■ **셀러리즙 celery juice**

생셀러리의 위대한 가치는 그것에 활력이 있는 유기나트륨이 대량으로 포함되어 있다는 사실이다. 나트륨은 칼슘을 용액상태로 함유하고 있다는 것이 화학적인 특징의 하나이다.

곧 알게 되겠지만, 특히 인체의 조직내에도 그러한 특징이 있다. 생셀러리에는 활성화된 나트륨이 칼슘의 4배나 들어 있다. 따라서 생애 중 대부분을 진한 설탕 제품이나 전분을 먹어온 사람들에게 셀러리즙은 대단히 유용한 생즙이 되게 한다.

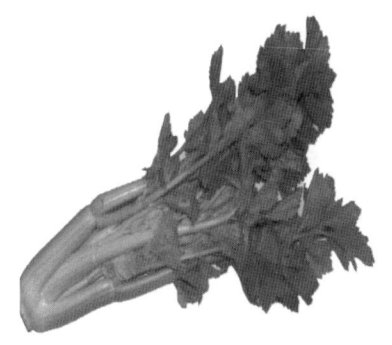

셀러리

빵, 비스킷, 과자, 곡류, 도넛, 스파게티, 쌀, 밀가루 음식이나 밀가루 제품은 모두 진한 전분류에 속한다. 흰색이든 갈색이든 가공된 설탕, 과자, 청량음료수, 상업용의 아이스크림 등 설탕이 든 모든 제품들은 절대적으로 농축된 탄수화물의 범위에 들어간다. 그러나 경험으로 보아 이러한 제품들은 파괴적인 것임을 알 수가 있다. 이들 식품들을 지속적으로 먹으면 영양실조를 일으키며 많은 질병들이 뒤따르게 된다. 이와 같이 농축된 탄수화물 제품들은 의문의 여지가 없이 가장 파괴적인 우리들의 문명화된 식품군에 포함된다. 자연은 인간의 소화과정에서 이러한 문명식품을 세포나 조직에 필요한 영양분으로 바꿀 수 있게 만들지는 않았다. 이러한 음식물들을 먹기 때문에 청년기를 갓 넘기기도 전에 인체의 노쇠가 일어나기 시작하여 거의 소멸의 정도에까지 이른다.

태어나서 겨우 40년에서 60년 사이에 늙어버린다는 것은 자연과 창조자에게 명백하게 모욕을 주는 것이라고 밖에 말할 수가 없다.

　인간들이 올바르게 사는 방법도 모르고 우리들의 인체를 재생시키는 기본 원리를 배우려는 고통도 감수하지 않는다는 것은 수치스럽다고 하겠다. 인간들은 여러 가지 식욕에 끌려 자신을 먹어 치우면서 무덤 속으로 들어가고 있다고 해야 솔직한 고백이 될 것이다.
　무엇보다도 칼슘은 우리의 식사에서 가장 필수적인 요소 중의 하나이다. 그러나 칼슘은 반드시 유기적인 것이어야 한다. 위에서 언급한 모든 탄수화물과 같이 칼슘을 가진 어떠한 식품도 요리를 하거나 가공을 하면 유기칼슘은 무기원소로 바뀌어진다. 그렇게 되면 칼슘은 물에 녹지 않아 인체의 세포가 재생을 위하여 요구하는 영양분을 공급하지 못하게 된다.
　게다가 효소가 130°F(40.1°C)정도의 온도에서 파괴되면서 살아 있는 원소들을 죽은 것으로 바꾸어버린다. 그 결과 음식물이 인체의 조직에 들어 붙어서 관절염, 당뇨병, 관상(심장)동맥장애, 정맥노화, 치질, 담석증이나 신장결석증을 일으킨다.
　두 번째로 이들 생명력이 없는 무기칼슘의 축적은 그것들을 치우기 위한 어떠한 조치가 없는 한 계속 늘어나게 된다. 그러나 인체에 활성화된 유기질의 나트륨이 들어가면 다른 요소들의 도움을 받아, 그 어떤 과정들을 거쳐 무기칼슘이 떨어져나가 용해되어서는 끝내 체외로 배설되어 버린다. 이들 과정에 대하여는 뒷장에서 관절염을 설명할 때에 상세하게 밝히겠다.

나트륨은 인체의 생리과정에서 대단히 중요한 역할들을 한다. 그 중 가장 중요한 역할은 혈액과 림프액이 탁해지지 않게 유동성을 유지시켜 주는 것이다. 그래서 이러한 관점에서 보면 가치가 있는 칼슘이란 신선한 생야채나 몇몇의 과일에서만 얻을 수가 있는 활성화된 유기칼슘이라야 한다.

■ **셀러리에는 염분(나트륨)이 풍부하다.**

정제된 식탁염은 용해가 되지 않는 무기질로 이루어져 있다. 정맥노화, 동맥경화 등의 많은 질병은 이러한 정제염을 많이 취해서 일어나는 현상이다.

염분은 인체 소화액의 분비와 기능에 필수적이다. 염분 없이는 좋은 소화를 해낼 수가 없는데, 이때의 염분은 모두가 반드시 물에 녹을 수가 있는 것이어야 한다. 인체의 모든 세포는 항상 소금기가 있는 물에 잠겨 있어야 하는데, 만일 이때의 염수가 적절한 수준을 유지하지 못하면 탈수현상이 일어난다.

정제식탁염은 생산과정상 매우 높은 온도 즉 1500°F 정도에서 첨가물들을 입혀서 수정체로 만들어지는데 어떠한 상태에서든지 소금이 잘 쏟아지게 하기 위해서 그렇게 생산한다. 이러한 소금은 물에 완전히 녹지 않는다.

이러한 결점을 극복하기 위해서는 암염을 사용해야 하는데, 순수한 암염은 물의 정화제로 사용된다. 암염은 흙의 나트륨 암석 형성에서 생기는 것으로 가열되지 않는다. 이 암염은 물에 잘 녹기 때문에 그것을 사용하면 모순이 일어나지도 않으며 만족스럽다는 것을 알게 된다. 이 암염을 사용하기 위해서는 건강식품 가게에서 파는 물리넥스moulinex나 그와 유사한, 견과류나 커피를 가는 조그마한 분쇄기를 이용하는 것이 좋은데 원하는 대로 곱게 가루로 빻을 수가 있다. 이러한 암염은 자연적인 촉매제로서 체내에 있는 효소들을 건설적으로 이용되게 한다.

암염은 대개 아래와 같은 원소들을 갖고 있는 것으로 알려져 있다.

염화나트륨 90% ~ 95%   황산칼슘 0.5% ~ 1%
황산마그네슘 0.5% ~ 1%   염화마그네슘 0.5% ~ 1%

수분의 함량은 2.5% ~ 6% 정도인데 때로는 불용성의 물질이 포함되어 있는 흔적도 있다. 정제식탁염은 상기의 원소들 이외에도 다음과 같은 것들을 포함하고 있는데, 그 비율은 아주 다르다.

염화칼륨   황산나트륨   황산칼륨   염화바륨
브롬마그네슘   염화스트론륨   염화칼슘

이들 대부분의 원소들은 염분이 물에 녹는 것을 억제하는 경향이 있다. 기후가 후덥지근하고 건조할 때에는 신선한 생 셀러리즙을 큰 잔으로 아침에 한잔 그리고 오후의 식전에 한잔을 마시면 인체가 진정되고 편안해진다.

셀러리의 생즙이 체온을 정상화시켜 주는 효과가 있기 때문에 다른 사람들이 괴로움으로 땀을 흘리고 지쳐 있을 때에도 이 생즙을 마신 사람들은 아주 편하게 지낼 수가 있다.

나트륨은 일산화탄소를 체외로 배설시키는 데에 중요한 역할을 하는 원소 중의 하나이다. 활력의 유기나트륨이 부족하면 기관지와 폐에 문제를 일으키는데 담배연기와 같은 외부의 물질이 폐에 들어가면 더욱 약화시키게 된다. 이런이유로 발생하는 나트륨의 부족은 조로를 유발시키는 부수적인 원인이 되기도 하는데, 특히 여성의 경우엔 더하다.

실제로 부인들이 5년 동안 담배를 피우면 15년쯤 늙어버린다. 니코틴은 특히 신경쇠약증을 일으키는 원인이 된다.

흡연은 신경쇠약을 순화시키기 보다는 더욱 악화시킨다. 담배를 피워서 얻어지는 진정은 크든 작든 인체조직의 어느 부위를 영구히 악화시키면서 일시적으로 얻어지는 정신적인 소실일 뿐인데 거짓말쟁이 광고들은 그 반대로 말한다. 끽연은 맛을 아는 돌기들을 마비시켜 버린다.

다른 생즙과 혼합시킨 셀러리 생즙은 일반적으로 효과가 좋으며 그것으로 처방을 내리면 인체의 부실이나 여타 증상을 개선시켜 거의 정상의 상태로 만들어 준다. 어떤 생즙은 다른 생즙과 혼합시키면 각각의 생즙에 있는 원소의 비율에 따라 그리고 다른 생즙들에 들어 있는 비슷한 원소의 총량에 따라 효능이 달라진다. 따라서 생즙이 개별로 이용될 때보다 여러 가지를 혼합시키면 전혀 다른 처방을 얻을 수가 있다. 이러한 야채즙의 혼합 방법과 처방들의 발견으로 사람이 태어나서 죽을 때까지 걸리는 여러 가지의 질병에 한없이 많은 도움을 준다는 것이 증명되어 왔다.

신경덮개의 퇴화로 신경장애가 일어나는 경우에 당근과 셀러리즙을 많이 마시면 장애 상태를 정상의 상태로 되돌려 주는데 마침내는 그 증상을 경감시켜 주거나 없애 준다.

셀러리즙에는 마그네슘과 철분이 대단히 많은데 이들 성분은 혈액세포에 무한한 가치가 있는 식품이다. 신경과 혈액조직에 일어나는 많은 질병들은 주로 활력을 잃은 식품과 진정제를 먹어서 체내로 흡수되는 무기미네랄 요소와 염분 때문에 일어난다.

식사로서 황, 철분, 칼슘 등이 적절히 공급되지 않거나 많이 공급이 되더라도 활력이 없는 무기질 상태에서 흡수를 하면 천식, 류머티즘, 치질이 발생하거나 다른 질병이 발생한다.

식사에 황과 인의 비율이 균형을 이루고 있지 않으면 신경과민과 신경쇠약 등이 일어날 수가 있으며 심지어는 미치게까지 한다. 또한 지금까지 체내에 쌓인 과잉의 요산 때문에 일어나는 것으로 보아 왔던 많은 질병들이 실제로는 인은 많으나 황이 적은 식품을 먹기 때문에 일어난다.

당근과 셀러리의 혼합즙에는 이들 유기물질이 대단히 우수한 비율로 포함되어 있다. 이 생즙을 마시면 이들 질병들을 진정시켜주고 질병이 발생하려고 하는 인체를 정상의 상태로 되돌려 준다.

■ 오이즙 cucumber juice

오이는 요를 배출시키고 요尿의 흐름을 촉진시켜주는 최상의 자연적인 이뇨제로 알려져 왔다. 뿐만 아니라 오이는 규소와 황을 많이 포함하고 있기 때문에 당근, 상추, 시금치 등과 혼합즙을 만들면 양모의 촉진제가 되는 등 많은 다른 가치가 있는 특성도 지니고 있다.

오이에는 칼륨이 40% 이상, 나트륨이 10%, 칼슘이 7.5%, 인이 20%, 염소가 7% 들어 있다. 류머티즘성 질병은 체내에 요산이 과잉 축적되어서 일어나는데 당근즙에 오이즙을 섞어 마시면 매우 유효하다. 이 생즙에다 오이즙을 섞으면 그 효과를 더욱 빠르게 한다. 오이에는 높은 비율의 칼륨이 들어 있어서 오이즙을 마시면 고혈압이나 저혈압을 정상으로 유지시켜주는 데에도 크게 도움을 준다. 오이즙은 치주농류시 치아와 잇몸의 치료에도

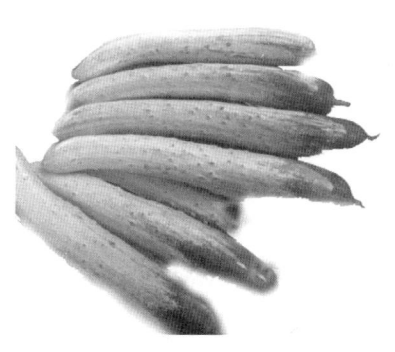

오이

똑같은 도움을 준다. 손톱, 발톱과 머리카락은 특히 신선한 활력의 오이가 공급하는 요소들을 필요로 하는데, 그들 성분이 손톱, 발톱이 갈라지거나 머리카락이 빠져나가는 것을 막아준다.

여러 종류의 피부발진은 오이즙에다 당근즙과 상추즙을 섞어서 마시면 도움을 받는다. 어떤 경우에는 거기에 자주개자리즙을 보태어 마시면 그 효과가 더욱 빨라진다.

■ 민들레즙 dandelion juice

민들레즙은 최고로 가치가 있는 강장제 중의 하나이다. 민들레즙은 위산과다증을 고쳐주고 알칼리 과잉의 체액을 정상화시켜 준다. 민들레즙에는 칼륨, 칼슘, 나트륨이 대단히 많이 들어 있으며 마그네슘과 철분도 아주 많이 들어 있다.

마그네슘은 골격을 튼튼하게해주고 뼈의 연화증을 방지하는 데에 필수적인 원소이다.

임신중에 식사로서 활력의 유기 마그네슘과 칼슘을 많이 섭취하면 출산으로 일어날 수가 있는 치아의 퇴화나 이가 빠지는 것을 예방해 주고 아기의 뼈도 견고하고 튼튼하게 만들어 준다.

칼슘, 철, 황과 같이 적당히 조합이 되어 있는 활력의 유기성 마그네슘은 혈액의 어떤 성분을 구성시키는 데에 필수적이다. 이러한 마그네슘은 대단한 활력을 갖고 있어서 인체의 세포, 특히 폐와 신경조직의 세포를 구성하는 성분이다.

활성화된 유기 마그네슘은 오로지 살아있는 신선한 식물에서만 얻어지는데 반드시 신선한 것을 생으로 취해야 한다. 절대로 인공으로 만들어진 마그네슘제제와 혼동해서는 안된다.

인공적인 마그네슘제제는 무기미네랄이며 인체의 건강한 기능을 방해할 뿐이다. 화학적으로

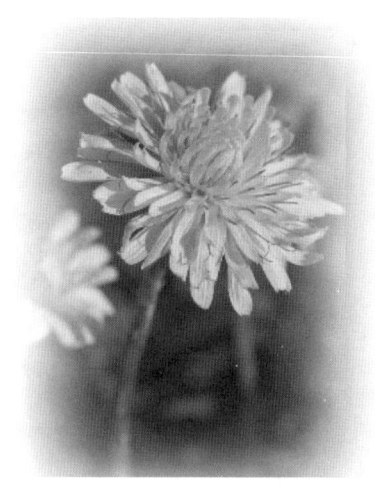

민들레

만든 마그네슘제제는 가루로 되어 있든, 소위 밀크형태로 되어 있든, 체내에 무기질의 노폐물을 쌓이게 한다.

화학제품을 먹으면 크든 작든 즉효를 나타내기도 하겠지만 그것은 단순히 일시적일 뿐이다. 그러한 무기질이 체내에 쌓이면 장래에 그 후유증으로 인체의 자연성이 황폐화되는 나쁜 결과를 초래한다. 우리는 훗날 후회를 하기보다는 현재에 안전한 것을 택한다는 현자들의 뒤를 따르는 것이 더 나은 것이다.

야채즙을 마셔서 생으로 얻어지는 활성화된 유기마그네슘은 인체에 더할 나위 없는 고가의 영양분을 공급해 준다.

민들레의 잎과 뿌리로 만든 생즙에다 당근과 순무잎으로 만든 생즙을 섞어서 취하면 척주를 비롯하여 뼈가 아픈 것을 치료해주며 치아도 튼튼하게 하여 치주농루나 충치를 예방해준다.

■ 앤디브즙 endive juice

엔디브는 상추를 닮아 잎이 고불고불한데 에스카롤(escarole ; 꽃상추의 일종)이나 치커리chicory로 알려지기도 한다. 동구의 여러 시장에서는 고불고불한 엔디브를 대개 치커리로 알고 있다.

엔디브란 말은 주로 겨울에 자란 위틀로프witloff나 브라셀치커리brussels chicory의 꼭지 부분을 부를 때에 쓰인다. 그것은 길이가 5~6인치, 넓이가 1~2인치 되는 주로 곧게 뻗은 길다랗고 두꺼운 회색에 가까운 크림색의 잎들인데 차곡차곡 겹쳐져 있다. 이것은 큰 잎을 제거시켜버리고 색깔을 희게 하려고 지하실의 모래에다 키웠기 때문에 초록색의 엔디브만큼 영양이 풍부하지는 않다. 그래서 이러한 타입의 것은 완전하게 자랐을 때의 것과 비교하면 엽록소가 적고 결여된 미네랄도 있다.

엔디브는 민들레와 아주 비슷하며 그 화학적인 성분도 민들레와 거의 같다. 그러나 엔디브에는 시력과 관계되는 조직에서 끊임없이 필요한 요소들이 많이 있다.

엔디브즙에다 당근즙, 셀러리즙, 파슬리즙을 혼합시켜 마시면 시신경과 눈 근육조직에 영양을 주어 약시를 고치는 데에 놀라운 효과를 가져온다. 이 혼합즙을 매일 한 두 파인트씩 마시면 눈의 문제들을 고쳐주어 수개월내에 정상의 시력을 찾게 하고 안경마저 필요가 없게 한다.

우리들의 관심을 끌게 된 가장 놀라운 사례들 중의 하나는 피츠버그 남쪽 서버지니아에서 살고 있는 어느 부인에게 일어난 일이였다. 백내장이 시력을 완전히 앗아가서 3년 동안 온갖 치료법을 다 동원했으나 다시 볼 수가 있을 가능성은 없어졌다.

그 부인은 신선한 야채즙이 기적을 일으킨다는 이야기를 듣고 생즙요법을 하기 위하여 피츠버그로 가게 되었다. 그 도시에는 커다란 분쇄기와 압착기로 매일 신선한 생즙을 짜고 있는 좋은 공장이 하나 운영되고 있었다.

그 부인은 체내의 노폐물에 의하여 방해를 받는 것을 없애기 위하여 장세척과 관장 등의 엄격한 정화요법에 잘 응했다. 부인은 진한 전분음식과 설탕제품은 일체 먹지 않고 생야채와 과일만 먹었다. 그는 매일 다음과 같은 생즙을 섭취했다.

▲ 당근, 셀러리, 파슬리, 엔디브의 혼합즙 : 한 파인트
▲ 당근즙 : 한 파인트
▲ 당근, 셀러리, 파슬리, 시금치 혼합즙 : 한 파인트
▲ 당근과 시금치 혼합즙 : 한 파인트

그런 식으로 하기를 1년이 채 되지 않아 그 부인은 시력을 충분히 찾게 되었다. 마침내 돋보기를 써서 신문과 잡지를 읽을 수가 있게 되었다.

엔디브는 푸른 생야채 중에서 비타민 A를 가장 많이 함유하고 있

는 채소 중의 하나이다. 당근, 셀러리, 그리고 엔디브의 혼합즙은 천식과 건초열에 아주 잘 듣는다. 이때에 그것들을 일으키는 음식들은 식단에서 완전히 그리고 영원히 제거시켜야 한다. 물론 그러한 질병을 일으키는 음식들은 우유, 진한 전분음식과 설탕제품이다. 셀러리, 파슬리와 혼합시키면 엔디브즙은 빈혈증에 아주 좋고 심장 장애(단 심장 장애가 장내의 가스 때문에 일어나는 것이 아닌 경우)에도 잘 듣는다. 그것은 조혈제이기도 하다.

비장 장애에도 특효하다. 엔디브 혼합즙은 담즙의 배출을 촉진시켜주므로 간장이나 담낭의 장애에도 대단한 효과를 보인다. .

■ 회향즙 fennel(finocchio) juice

회향에는 두 가지가 있는데 그 하나는 보통의 정원에서 자라는 단맛을 내는 회향으로 주로 조미료나 향료로 사용된다. 다른 것은 피노키오라고 알려진 플로렌스회향florence fennel인데 이탈리아 사람 등 라틴계 사람들이 대단히 많이 이용한다. 단맛을

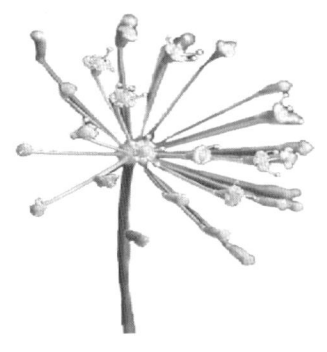

회향

내는 회향은 주로 약초로 분류되며 약초를 다룰 줄 아는 전문가의 지도가 없이는 생즙용으로 사용될 수가 없다. 그러나 플로센스 회

향은 매우 질좋은 생즙을 만든다. 그 식물은 셀러리과에 속하는데 그것으로 만든 생즙은 셀러리즙보다 더 달고 더 향기롭다. 사실 이 식물은 잘못 인식되어 때때로 아니스셀러리anise celery로 알려지고 있는데 일반적으로 이탈리아식의 이름인 피노키오가 더 많이 사용된다.

회향은 아주 뛰어난 조혈제이다. 따라서 생리불순에 최고로 좋다. 생리불순의 경우 회향만의 단독즙 또는 당근과 비트의 혼합즙이 유효하다.

■ 마늘즙 garlic juice

마늘 그 자체는 냄새가 좋지 않아서 누구든지 마늘즙을 마시면 다른 사람들로부터 배척을 받을 것이다. 그러나 그것들을 정신적으로 감수할 용기가 있다면 마늘즙을 마시면 대단히 유효하다. 마늘에는 겨자유가 많은데, 이 겨자유가 마늘에 들어 있는 다른 성분과 힘을 합쳐 전 인체에 최상의 좋은 효과를 나타낸다. 식욕을 돋우어 주고 위액의 분비를 촉진시켜주며 장의 연동작용과 이뇨작용도 도와 준다.

마늘즙에 있는 정기는 침투력이 대단히 강하여 부비강, 기관지, 폐 등에 쌓여 있는 점액질을 녹여낸다.

마늘즙의 정기는 체내에 쌓여 있는 독을 피부의 구멍을 통하여 배출시키는 것을 도와주기도 하는데 이때에 마늘 냄새가 다소 심하더라도 체내에 독을 쌓고 있는 것보다는 훨씬 낫다고 생각해야 한다. 마늘즙은 장내의 기생충을 배설시키는 데에도 많은 도움을 준다는 것이 증명되었다. 마늘즙으로 이질이 고쳐지는데, 일반 설사병은 물론이고 아메바성 이질도 고쳐진다.

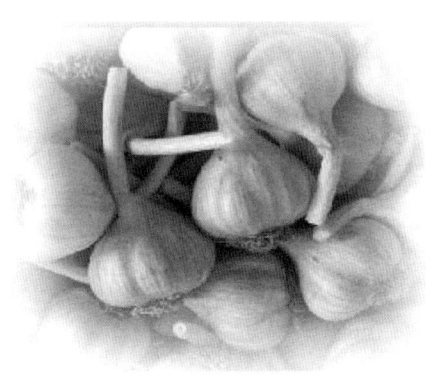

마늘

    기생충이나 세균들은 그것이 아메바성이든 아니든 간에 그들이 번식하려면 영양분이 있어야 한다. 배설기관들이 부패한 노폐물로 채워지면 자연히 세균은 수백만으로 늘어날 것이고, 게다가 매일 육식과 무기질음식, 약 등을 많이 먹으면 노폐물은 더욱 더 번식을 하게 될 것이다.

    이러한 상황은 세균들에게는 매우 좋을 것이나 당하는 사람은 매우 불쾌할 것이다. 그래서 마늘즙은 이러한 노폐물을 제거하는 데에 도움을 준다. 그러나 그 원인을 제거하려면 우리들은 더 많은 것을 하여야 한다. 체내의 노폐물이 완전히 제거될 때까지 장 세척과 관장 등의 체내 정화가 필수적이다.

    식단은 체내에 노폐물을 거의 남기지 않고 소화, 동화, 배설이 될 수 있게 짜여져야 한다. 그리고 이러한 일은 여러 가지의 신선한 야채즙과 균형잡힌 생음식을 많이 공급하는 것만으로, 성공적으로 얻어낼 수가 있다. 그러나 마늘즙을 만들려면 다른 생즙을 만드는 생즙기는 사용하지 못한다.

왜냐하면 마늘즙을 짜고 나면 수일 동안 마늘의 냄새를 제거시키기가 거의 불가능하기 때문이다. 그리고 그 기계로 또 다른 생즙을 짜면 마늘 냄새가 배어들어갈 것이다.

■ 양고추냉이 (horse radish ; 일명 겨자무) 소스

양고추냉이는 빻아 조각을 내거나 가루를 내면 그 정기가 너무 강렬하기 때문에 즙으로 이용하지는 않는다. 빻아 가루를 낸 양고추냉이를 티스푼으로 반숟가락만 이용해도 부비강의 점액질을 씻어낼 수가 있으며 그때에 기억에서 지울 수가 없는 인상을 갖게 될 것이다. 양고추냉이 한 조각을 먹어보면 의심의 여지가 없이 그에 대한 인상과 반응으로 양고추냉이를 왜 즙으로 만들지 않는가에 대한 의문이 풀릴 것이다.

양고추냉이를 빻아 즙을 내지 않은 조각을(조각을 내자말자 소스의 농도에 따라 레몬즙을 타서) 티스푼의 반숟가락이 되는 분량씩 하루에 두 번 식간에 먹으면 부비강과 인체의 여러 부위들에 잠겨 있는 점액질을 씻어낼 수가 있다.

이때에 점막에는 아무런 해를 입히지 않는다. 그것은 인체에 있

는 비정상적인 점액질을 녹여 씻어내는 정화제 역할을 한다. 양고추냉이에 레몬즙만을 타서 잘 사용하면서부터 신장과 방광이나 소화관의 점액들을 자극하지 않는다는 것을 알게 되었다. 양고추냉이 소스를 쓰면 점액질을 녹여내는데 특효가 있기도 하지만, 이뇨제로서도 가치가 있다. 그리고 부종에도 매우 효과가 있다. 양고추냉이의 소스는 신선한 것이 좋으며 만든지 1주일 이상이 경과하면 사용하지 않는 것이 좋다. 그 소스는 마개가 있는 병이나 단지에 넣어서 차게 보관하여야 하며 사용할 때에는 실온으로 높여서 쓰면 효과가 난다.

그 소스는 레몬즙을 많이 넣어 묽게 하여야 한다. 앞에서 말한 대로 양고추냉이 소스를 매일 아침에 티스푼으로 반스푼, 오후에 역시 반스푼씩을 먹으면 처음에는 눈물이 많이 나온다. 부비강이나 인체의 다른 부위에 점액질이 얼마나 고여 있느냐에 따라 눈물이 나오는 양이 달라진다.

그 소스에는 레몬즙 외에 다른 것을 타서 묽게 만들려고 하지 말아야 하며 그 소스를 먹은 뒤에는 잠시동안 다른 것을 먹지 말아야 한다. 필요하다면 수주일 동안 아니면 수개월 동안 이런식으로 먹어서 마침내 양고추냉이 소스를 먹은 후에도 자극이 일어나지 않게 길을 들인다. 그것은 드디어 점액질이 실제로 완전히 배설되었음을 나타내는 것이다.

양고추냉이 소스 요법은 효과가 있는 자연치료법으로 어떤 형태의 축농증이든 그 고통의 원인을 제거시켜 준다. 두 세 개의 레몬으로 만든 즙에 빻아서 으깬 양고추냉이를 1/4파인트 정도의 비율로 섞으면 진한 소스를 만들 수가 있으며 이 소스로 최고의 만족스러운 효력을 얻을 수가 있다. 다음의 무즙에 대하여 설명한 항목을 참고하라.

■ 아티초크즙 jerusalem artichoke juice

아티초크를 4파운드 정도 잘 으깬 후에 갈면 3파운드나 되는 생즙을 얻을 수가 있다.

이 채소에는 알칼리성 미네랄 원소가 많은데, 특히 칼륨이 많으며 모든 미네랄의 50%나 차지한다.

이 채소의 이름에 친숙하지 않는 분들은 이 채소가 주로 이탈리아에서 많이 재배되고 있는 해바라기과의 종種으로 이탈리아에서는 카르치오포로carciofo 또는 아르키치오포 기라솔레archicioffo girasole로 불린다는 것을 알게 되면 흥미있어 할 것이다.

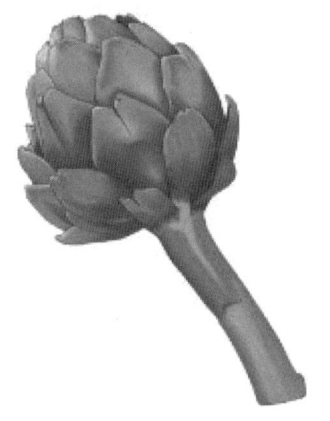

아티초크

기라솔레란 해바라기를 의미하며 그 말이 영국식의 Jerusalem

으로 바뀌었을 것이다. 이 채소에는 효소 이눌라제inulase와 이눌린inulin이 듬뿍 들어 있다.

이눌린은 전분과 비슷한 물질인데 효소 이뉴라제에 의하여 과당으로 변한다. 그것은 당뇨병 환자들이 많이 먹어도 좋다. 이 채소의 생즙은 매우 좋고 또한 맛이 있다.

이 채소만으로 만든 생즙을 섭취할수도 있으나 당근즙과의 혼합즙으로 섭취하면 더욱 좋다.

> **역자주** : 원 채소명은 Jerusalem artichoke라고 하는데 사전에서는 뚱딴지라고 번역되어 있다.

■ 케일즙 kale juice

케일은 화학적인 분석으로 양배추와 꼭 같으며 그 용법도 양배추와 같다. 양배추즙 편을 보면 된다.

■ 켈프 kelp

수백만년 동안 비가 내려서 육지의 산이나 언덕, 그리고 벌판의 흙들을 씻어내렸다. 이 흙들은 바다 바닥으로 가라 앉혀져 그 바닥을 이 세상에서 가장 비옥한 곳으로 만들었다.

내가 고기를 먹어야 했을 때에는 성경의 레위기 11장과 시편 9~12장에서 말한 대로 깨끗한 생선을 선택해 왔다.

생선들은 바다와 강속에 있는 먹이를 먹어서 그 육질이 자연적으로 다른 육류보다 요소들 즉 미네랄과 미량 원소들을 더 많이 갖고 있기 때문이다.

음식으로 해조류는 최고로 좋은 식품 중의 한 가지이다.

해조류의 뿌리가 때로는 바다밑 2~3만 피터나 아래에 잠겨 있기도 하면서 그 촉수들을 바다 표면으로 드러내어 효소와 햇빛의 도움을 받아 잎과 결절結節을 펼쳐낸다. 그 잎들을 바다상추 또는 달스(dulse;홍조류의 일종)라 한다.

달스는 스코틀랜드, 아일랜드, 그리고 다른 여러 나라에서 육식을 할 때에 꼭 먹는 중요한 첨가식품이다.

미국과 캐나다에서는 달스가 다이어트에 좋은 건강보조식품으로 많이 이용되는데 잎을 말려서 이용한다.

해조류의 커다란 잎을 말려 부수고 빻아서 가루나 과립으로 만들어 켈프kelp라고 부른다.

이와 같은 형태로 만든 해조류는 유기질의 옥소를 대단히 많이 함유하고 있는데 이러한 미네랄이나 미량 원소들은 일반의 채소에는 없다.

자연에 있는 59가지나 되는 요소들이 바다에 있는데 그것들이 물에 용해되어, 바다 밑바닥의 침적토와 흙에 들어 있다는 것을 생각하면 해산물의 영양식으로서의 가치에 대하여 우리들은 감사해야 한다. 그 59가지의 요소들은 다음과 같다.

악티늄 알루미늄 아르곤 비소 바륨 비스무르 붕소 브롬 칼슘 탄소 세슘 세륨 염소 크롬 코발트	구리 에르븀 폴르오르 금 수소 인디늄 옥도 이리듐 철 란타늄 납 리튬 마그네슘 망간 수은	넵투늄 질소 오스뮴 산소 인 백금 플루토륨 칼륨 라듐 레늄 루비듐 루테늄 사마륨 스칸듐	셀레늄 규소 은 나트륨 스트론튬 황 탄탈륨 탈륨 토륨 툴륨 주석 우라늄 이트륨 아연 지르코늄
15가지	15가지	14가지	15가지

 켈프와 달스를 보조식품으로 이용하면 야채나 과일에서는 얻을 수가 없으나 우리의 건강유지에는 필요한 미량 원소들을 최소한 얻을 수가 있다. 우리들의 가정에는 식탁에 소금병이 있는데 그러한 병에다 켈프과립을 넣고 이용하면 된다.

 샐러드를 만들 때에 달스를 쓰거나 혹은 생즙에다 켈프를 타서 먹을 수도 있다. 칼륨의 종합식품이라고 할 수가 있는 당근, 셀러리, 파슬리와 시금치의 혼합즙에 켈프를 타면 이 가치있는 혼합즙의 효용을 더욱 높여주는데 그것은 내분비계 특히 갑상선에 아주 좋다. 달스와 켈프는 건강식품가게에서 구할 수가 있다. 약국에서 파는 요드 제품을 절대로 음식물에 넣어서는 안된다.

■ **부추즙** leek juice

부추즙은 양파즙이나 마늘즙보다는 부드럽다. 마늘즙에 대한 정보는 바로 부추즙에도 그대로 적용이 된다.

■ **상추즙** lettuce juice

상추에는 인체에 필수적인 귀중한 성분이 많이 들어 있다. 상추에는 많은 양의 철분과 마그네슘이 있다. 철분은 체내에서 가장 활동적인 요소인데, 다른 원소에 비하여 자주 보충시켜 주어야 한다. 간장과 비장이 철분의 저장소이다.

철분은 거기에 저장되어 있다가 갑작스런 요구에 응하여 인체를 구성시키는데, 예를 들어 대량의 혈액을 잃게 되면 즉시 적혈구를 형성시키는 데에 응하게 된다.

철분은 특별한 목적을 위하여 간장에 저장되는데 사고를 당하여 피를 흘리게 되면 인체의 어느 부위에든 필요한 미네랄 요소를 거기에 공급하는 것이 그 목적 중의 하나이다. 그리고 먹은 음식물에 유기질의 철분이 필요한 만큼 충분히 들어 있지 않을 때에도 저장된 철분이 공급되어진다.

비장에 저장된 철분은 충전지와 같은 역할을 하는데 거기에서 혈액이 기능을 잘하기 위하여 필요한 재충전을 받는다.

상추에 들어 있는 마그네슘은 대단한 활력을 갖고 있으며 특히 근육 조직, 뇌, 신경계에 작용한다. 마그네슘에 있는 활력의 유기 염분은 세포의 건설자로서 특히 신경계와 폐의 조직에서 그러하다. 이 유기 염분은 혈액의 정상적인 유동성을 비롯하여 다른 기능을 유지시켜주는데, 그 기능들이 없이는 인체의 대사작용이 적절히 이루어지지 않는다.

마그네슘염분은 칼슘이 함께 많이 있어야 충분히 작용을 할 수가 있는데 상추에 이 두 요소가 함께 있기 때문에 특히 가치가 있는 식품이 되게 한다.

상추즙에 당근즙을 혼합시키면 당근에 있는 비타민 A가 더해져서 그 생즙은 더욱 강력해지고 당근에 있는 나트륨에 의하여 상추의 칼슘을 인체에 유효하게 쓰여질 때까지 잘 용해시켜 보존이 되게 한다.

상추에는 칼륨이 38% 이상, 칼슘이 15%, 철분이 5% 이상, 그리고 마그네슘이 약 6% 정도가 들어 있다. 그리고 상추에는 뇌를 구성하는 주성분인 인이 9% 이상, 적혈구 성분의 하나이면서 산화제가 되는 황도 많이 포함되어 있다.

많은 신경계의 고통은 주로 이들 요소 즉 인과 황을 곡류나 육류에서 무기질의 형태로 취하기 때문에 일어난다. 상추에는 규소가

8% 이상 들어 있는데, 규소는 황, 인과 더불어 피부, 근육, 머리카락을 유지하고 발육시키는 데에 필수적인 요소이다.

가공 곡류 등 생명을 잃은 식품을 먹어 이들 요소들을 무기질 형태로 너무 많이 취하면 모근은 적당한 영양분을 취할 수가 없어진다. 그래서 머리카락을 잃게 되는 한 원인이 된다.

당근, 상추, 시금치로 만든 혼합즙을 매일 마시면 머리카락의 신경과 뿌리에 영양을 주어 머리카락이 잘 자라게 될 것이다. 이러한 관점에서 양모제를 바른다는 것은 두피에 마사지를 해주는 것외에는 아무런 가치가 없다.

양모제를 바르면서 마사지를 한다는 것은 머리카락에 영양을 주는 것이 아니라 단순히 신경과 혈관의 활동을 자극시켜 적당한 영양이 혈액의 흐름을 타고 모근에 이르도록 도와줄 따름이다.

머리카락이 자라고 자연의 색깔을 유지하게 하는 또 하나의 유효한 생즙은 당근, 상추, 피망, 자주개자리의 혼합즙인데, 앞에서 소개한 자주개자리편을 참고하시라.

상추즙을 꼭 치료의 목적으로 이용하려면 속의 흰 부분을 제외시키고 짙고 푸른 잎사귀만을 이용하는 것이 가장 좋은 방법이다.

흰 속잎보다 푸른 잎사귀에 엽록소와 활력의 중요한 요소들이 많이 들어 있기 때문이다.

상추즙에는 철분을 비롯하여 여러 가지 활력의 요소가 많이 들어있기 때문에 당근과 혼합즙으로 아기들에게 먹이면 젖먹이든 젖을 뗀 아기든 대단한 효과를 볼 수가 있다.

■ **양상추즙** cos or romaine lettuce juice

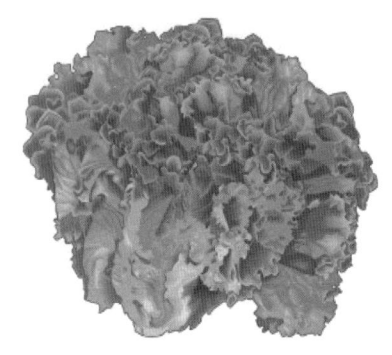

양상추는 상추의 일종이지만 화학적인 성분은 지금까지 설명한 상추head lettuce와는 완전히 다르다. 이 상추는 그리스군도의 한 섬인 코스(cos상추)가 원산지인데 영국에서 그 섬이름을 따서 양상추(cos상추)라고 부르게 되었다.

양상추

이 양상추즙에다 켈프를 조금 타면 아드레날린이라는 효소를 분비시키는 부신피질의 활동을 도우는 요소들을 많이 갖게 된다는 것이 발견되었다.

아드레날린 효소는 인체의 균형을 잡아준다. 양상추의 특별한 가치는 나트륨이 칼륨보다 무려 60%나 더 많다는 데에 있다. 위와 같이 특수한 비율을 갖춘 생즙이 필요한 질병, 예를 들어서 에디슨병 addison's disease과 같은 데에는 양상추즙이 가장 뛰어난 생즙 중의 하나가 된다. 에디슨병은 부신피질의 홀몬 부족으로 일어나기 때문에 부신에 칼륨의 양은 상대적으로 줄이고 활력이 있는 유기성 나트륨을 많이 공급하여야 하기 때문이다.

에디슨병의 치료에 위와 같은 화학비율을 갖춘 신선한 생즙을 매일 다량 공급하여 매우 놀라운 효과를 얻는 것을 우리들은 경험해 왔다. 에디슨병의 치료에 농축된 전분이나 설탕 제품, 모든 종류의 육류를 절대로 금지시켰으며 칼륨이 나트륨보다 많이 포함된 채소도 피하게 했다.

에디슨병 환자가 취할 수가 있는 채소와 생즙은 다음과 같은 것으로 제한했다. 즉 비트, 셀러리, 양상추, 시금치, 그리고 스위스 근대swiss chard 등이었다.

거기에 신선한 석류알, 딸기, 토마토, 무화과, 꿀, 아몬드, 너도밤나무의 열매들을 추가시켰다. 상기의 식사에 신선한 생당근즙을 더하거나 때로는 위에서 언급한 채소의 생즙에 혼합시켜서 크게 효과를 보았다. 병세가 아주 나쁜 사람들에게는 당근즙에다 신선한 생염소 젖을 섞여 먹였더니 도움이 되었다. 상기의 식사요법외에 장세척과 관장에 의한 정기적인 정화요법을 시행했더니 그 결과는 매우 뛰어났다.

■ **겨자잎즙** mustard green juice

겨자잎은 샐러드용으로 아주 좋다. 겨자잎에는 겨자유가 많이 들어 있기 때문에 생즙을 만들어 마시면 소화관이나 신장을 자극할 수도 있다.

겨자잎에는 수산이 많이 들어 있다. 그러므로 겨자잎은 열을 가하여 요리해서 먹으면 안된다. 수산 편을 읽어보시라. 겨자잎만으로 만든 생즙을 마시면 불쾌감을 일으킬 수도 있지만 당근, 시금치, 순무와의 혼합즙에 소량만 섞으면 치질을 해결하는데에 크게 도움을 준다. 양갓냉이처럼 겨자잎에는 황과 인의 함유량이 매우 높아서 인체에 대한 효과도 양갓냉이와 거의 같이 작용한다. 양갓냉이 편을 보라.

■ 양파즙 onion juice

양파나 양파즙은 마늘즙보다는 부드러워 매운 기가 덜하다. 그것을 먹으면 두말 할 것 없이 인체에 크게 도움되겠지만 그러나 다른 사람들은 그것을 먹는 사람들을 싫어할 것이다. 마늘에 대하여 설명한 내용이 양파나 양파즙에 그대로 적용이 된다고 보면 된다. 물론 마늘이나 마늘즙을 먹었을 때에 싫어하는 분위기보다는 많이 누그러지기는 하겠지만 크게 다르지 않다고 보아야 한다.

양파

■ 파파야즙 papaya juice

파파야는 절대로 과일이지 채소는 아니다. 그러나 파파야의 탁월한 치료효과 때문에 여기에서 언급을 해도 타당할 것이다. 최근까

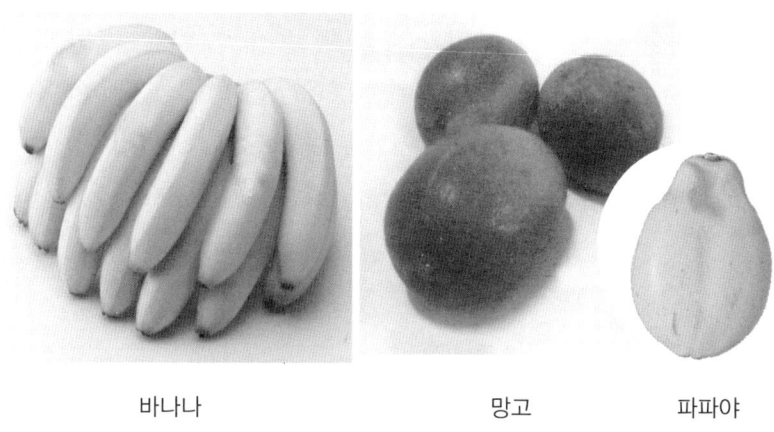

| 바나나 | 망고 | 파파야 |

지 파파야는 열대지역에만 있는 과일이어서 북반부에는 특별히 알려져 있지 않았다.

파파야는 모양이 수박이나 호박과 같은데 익으면 크기가 여러 형태여서 어떤 것은 1개에 1파운드도 못되는 것이 있는가 하면 어떤 것은 20파운드나 나가며 혹은 그보다 더 큰 것도 있다. 우리의 주의를 끄는 파파야의 특성은 바로 그 즙으로, 푸른 과일을 빻아 짜면 파파야인이라고 부르는 성분이 있는데 그것이 인체의 소화과정에 있는 펩신과 똑같은 소화력을 가지고 있다.

거기에는 섬유소fibrin도 있는데 그것은 사람이나 동물의 몸 외에서는 좀처럼 찾아보기가 어려운 것이다. 그것은 위액이나 췌장액에서 쉽게 소화되며 표면에서든 안에서든 혈액의 응고와 응결에 특별히 가치있는 역할을 한다.

익지 않은 푸른 파파야가 익은 것보다 훨씬 더 많은 활동성의 파파인 효과를 가지고 있다. 아마 익는 과정에서 활동력이 흩어져 버리는 것 같다. 푸른 파파야즙은 위장 장애나 궤양에 좋은데 아주 심한 것도 믿지 못할 정도의 짧은 시간에 치유시킨다.

푸른 파파야 껍질이나 과육을 심하게 상처가 난 부위에 습포하면 그 다음 날에 상처의 흔적이 보이지 않을 정도로 나아버리는 것을 자주 보아 왔다.

어떤 사람이 기계에 다쳐 손가락이 크게 망가져서 위와 같이 습포를 했는데 2~3일 만에 그 손가락을 다시 쓸 수가 있게 되었다. 파파야가 덜 익었던, 잘 익었던 그것으로 만든 생즙은 몸의 모든 질병을 고쳐주는 약으로 탁월하다. 정말이지 자연은 우리들에게 인체 내의 병이든, 바깥의 병이든 그에 대한 가장 손쉬운 응급조치법을 이 과일 안에 넣어 두었던 것이다.

■ **파슬리즙** parseley juice

파슬리는 약초이다. 생파슬리즙은 가장 강력한 생즙 중의 하나이다. 파슬리즙은 충분한 양의 당근즙이나 셀러리즙, 상추즙, 시금치즙 등과 혼합시키지 않고 단독즙으로 한번에 1~2온스 이상 마셔서는 안된다. 혼합즙을 만들 때에도 파슬리의 양은 다른 것에 비하여 줄여야 한다. 생파슬리즙은 부신과 갑상선의 활동을 정상으로 유지시켜 주는 산소의 대사에 필요한 물질을 가지고 있다. 파슬리에는 혈관, 특히 모세혈관과 동맥을 건강한 상태로 유지시켜주는데 필요한 요소들이 들어 있다.

　파슬리는 비뇨생식기에 매우 좋은 식품으로 신장결석과 방광결석의 해결에 크게 도움을 주며 단백뇨와 신장염 등 신장병에도 매우 유효하다. 파슬리는 부종 치료에도 유효하다. 파슬리는 또한 눈이나 시신경과 관계되는 모든 질병에도 좋다.

　약시, 각막의 궤양화, 백내장, 결막염, 동공의 활동이나 둔화에서 일어나는 안염 등은 파슬리즙에다 당근즙을 섞은 혼합즙이나 거기에 다시 셀러리와 엔디브즙을 더 보태어 만든 혼합즙을 마심으로써 효과를 볼 수가 있다.

　생파슬리만으로 만든 생즙은 절대로 많이 마셔서는 안된다. 파슬리만으로 만든 생즙은 신경조직에 부조화를 일으킬 가능성이 있다. 다른 녹즙과 적당히 섞어서 마셔야 크게 효과가 나타나는 것이다. 엄격히 말하면 파슬리는 약초류에 속한다. 그래서 그 효력이 매우 강하다. 파슬리는 흔히 생리촉진제로 사용되는데, 특히 비트즙과 섞어서 쓰거나, 아니면 비트, 당근, 오이즙과 혼합하여 이용한다. 생리불순으로 일어나는 경련 등의 생리통은 농축된 전분과 설탕제품을 피하면서 파슬리 혼합즙을 계속해서 먹으면 점점 좋아지고 마침내는 완전히 고칠 수도 있다.

■ **생칼륨** raw potassium broth

　칼륨을 함유한 채소는 많이 있는데 그중에서 뛰어난 것들이 당

근, 셀러리, 파슬리, 시금치 등이다. 야채에 들어있는 칼륨을 모두 취하려면 묽지 않은 생즙으로 해서 마셔야 인체가 그 모든 것을 완전히 흡수하고 동화시킬 수가 있다.

상기의 채소들로 만든 생칼륨국에 있는 유기미네랄과 염분에는 인체가 필요로 하는 모든 것을 실제로 포함하고 있다. 이 생칼륨국의 효과로 위산과다를 줄여 준다는 것은 실로 놀랄만하다. 모든 면에서 볼 때에 인체의 조직을 위하여 이보다 더 완벽한 식사는 아마 없는 것 같다.

역자주 : 생칼륨국 : 본문에서는 건더기가 없이 만든 고깃국을 나타내는 broth라는 단어를 썼는데, 상징적으로 이용한 말이다. 그리고 당근, 셀러리, 파슬리, 시금치의 혼합물이란 말이 빠져 있기 때문에 원문을 잘못 읽으면 오해를 할 수도 있을 것이다. 수프soup는 건더기가 있는 국이다.

환자들이 다른 식품을 소화시키지 못할 때에 생칼륨국은 영양을 공급하여 환자들을 모두 정상으로 되돌려준다. 이와 같이 회복기의 환자들에게는 생칼륨국의 가치가 놀라울 정도인데 모든 병원이나 요양소에서 이 식품을 환자식의 일부로 받아들이지 않는다는 것은 대단히 놀라운 일이다.

어떤 사람들은 생칼륨국이 당근 단독으로 만든 즙이나 다른 혼합즙 만큼 맛이 없다고 한다. 그러나 인체의 세포와 조직이 재생에 절대적으로 필요한, 살아있는 원소들을 갈구하고 있을 때에는 이 생즙 저 생즙 하면서 맛이 있는 것을 따질 때가 아니라는 것을 알아야 한다. 앞에서도 언급했듯이 약전에 있는 어떠한 약도 병으로 앓을 때에 소모된 것을 재생시키는 데에 필수적인 살아있는 원소, 비타민, 호르몬 등을 공급하지는 못한다.

이러한 영양소들은 신선한 생야채즙을 마실 때라야 인체에 의하여 가장 빠르게 동화가 된다. 인체의 세포와 조직을 구성하고 있는 원소들은 미네랄과 화학적인 원소이다. 선, 기관 등은 물론이고 사실상 인체의 모든 조직들은 이러한 원소들이 어떤 특정한 형태로 구성되어 있다. 그러므로 살아있는 화학적인 요소와 미네랄만이 인체의 조직에 필요한 영양분을 공급하고 있다고 믿어야 한다. 그러한 영양분은 특히 우리들이 마시는 생즙에 많이 있다는 것을 알아야 한다.

■ 방풍나물즙 parsnip juice

방풍나물즙에는 칼슘이 적다. 나트륨은 더욱 적게 들어 있으며 칼륨, 인, 황, 규소, 염소 등이 대단히 많이 함유되고 있다. 칼슘과 나트륨의 함량이 적어서 이 채소의 총체적인 영양가치는 몇몇 다른 채소에 비하여 낮다고도 할 수가 있으나 이 채소의 잎사귀와 뿌리로 만든 생즙의 치료적 가치는 효력있는 생즙 명단의 상위에 자리매김하게 한다.

규소와 황의 함량이 뛰어나 손톱이 부러지는 현상을 고쳐준다.

인과 염소가 많아서 폐와 기관지에 특히 좋다.

그래서 방풍나물즙은 결핵이나 폐렴환자 그리고 폐기종 환자에게 대단히 뛰어난 식품이다. 칼륨이 많아 뇌에 뛰어난 가치를 지녔기 때문에 이 녹즙은 정신장애자들에게 많이 씌어져 왔다.

주의 : 지금까지 말한 것은 재배한 방풍나물에만 적용된다. 야생의 것은 여러 가지가 있으나 모두 독성 물질들을 내포하고 있기 때문에 생즙의 재료로 써서는 안된다.

■ 피망즙 green pepper juice

피망즙에는 규소가 듬뿍 들어 있는데 규소는 손톱이나 머리카락에 크게 필요하다. 누관이나 땀샘도 이 생즙을 마시면 대단히 좋아진다.

피망즙 1쿼터나 1/2쿼터에 당근즙을 혼합시켜 혼합즙을 만들어서 마시면 피부병에 매우 좋은데 특히 장청소와 관장을 정기적으로 하여 체내의 노폐물을 정화시키는 과정을 취하면서 이 혼합즙을 마시면 그 효과는 더욱 뛰어나게 된다. 소화관에 가스가 차고 방귀가 나오거나 복통, 위장가스, 배가 죄이는 것으로 고통을 받는 사람들은 당근과 시금치즙 1파인트에 피망즙을 섞어서 하루에 적어도 1파인트씩 매일 마시면 그 고통에서 벗어난다.

물론 1파인트의 생즙을 한꺼번에 다 마실 필요는 없다. 사실 큰 잔으로 한잔씩 1시간 또는 두세 시간의 간격으로 마시면 효과가 더 있다. 식전에 마시거나 식간에 마시라고 권하고 싶다.

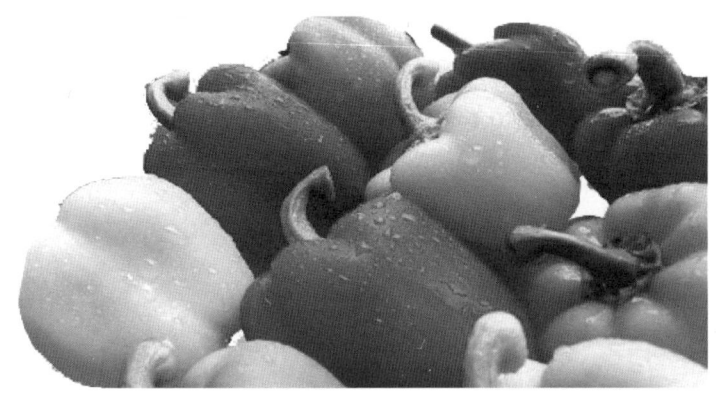

피망

■ 감자즙 potato juice

생감자는 쉽게 소화가 되는 자연 당분을 갖고 있는데, 그것은 열을 받으면 전분으로 변해버린다. 성병으로 고생하는 사람이나 성적 흥분으로 고민하는 사람들은 감자를 식사에서 제외시켜야 한다. 육류와 감자를 섞어서 요리를 하면 감자에 있는 솔라닌독(아주 푸른 감자에는 더 많이 들어 있는 알칼리성의 독이다.)이 강해지는데, 이 독은 성기관을 지배하는 신경과 거의 같은 역할을 한다.

이 독소는 육식을 할 때에 생기는 요산결정과 더불어 이들 성기관을 과도하게 자극시킬 수가 있다. 그러나 생감자즙은 피부병을 고쳐주는데 특효하다는 것이 증명되었다. 감자에 칼륨, 황, 인, 염소 등이 풍부하게 들어 있어서 피부정화에 뛰어난 것이다. 그러나 이들 원소들은 생감자일 때에만 유효한데, 그 상태에서만 그들은 유기성으로 구성되기 때문이다. 감자요리를 하면 이들 원소들이 무기원소로 바뀌어져서 건설적인 목적에는 전혀 사용될 수가 없다. 있다고 하더라도 극미하다.

유기농법에 의하여 생산한 신선한 생감자는 대단히 맛이 있어서 많은 사람들이 좋아하는데 물을 것도 없이 그것은 좋은 식품이다. 생감자즙은 인체의 건강한 정화자라는 것이 알려졌으며 대단히 유효하다. 당근즙과 혼합시키면 더욱 좋다.

생감자와 당근, 셀러리의 혼합즙은 위장병, 신경통, 통풍이나 좌골신경통과 같은 근육 장해에 아주 좋다. 이러한 경우에는 상기의 생즙 1파인트와 당근, 비트, 오이즙을 매일 마시면 아주 짧은 시일 내에 완전히 고통을 해소할 수가 있는데 육류, 가금류, 생선류 등은 식단에서 완전히 제외시켜야 한다.

폐기종으로 고생하던 몇몇 사람들이 당근, 파슬리, 생감자즙으로 고통에서 벗어날 수가 있었다.

고구마는 식물학상 보통의 감자들(potato와 lrish potato)과는 아무런 관련이 없다. 고구마에는 감자보다 자연 당분인 함수탄소가 1/3이 더 있으며, 칼슘

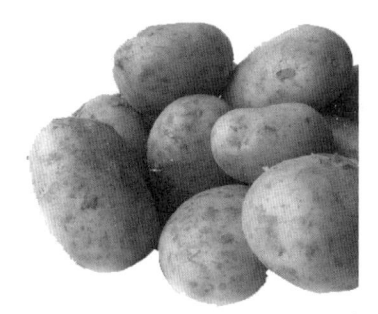

감자

은 감자의 3배, 나트륨은 2배 이상, 염소는 4배 이상이 함유되어 있다. 그래서 고구마즙은 대체로 감자즙보다 효능이 더 강하다. 그런데 고구마를 고를 때에는 주의를 하지 않으면 안된다.

고구마의 상처나 썩은 부위들이 빨리 전체에 번져버리기 때문이다. 그에 비하면 감자는 매우 더디다. 감자는 별로 주의를 주지 않고 거칠게 다루어도 큰 문제가 일어나지 않는다.

■ 무즙 radish juic

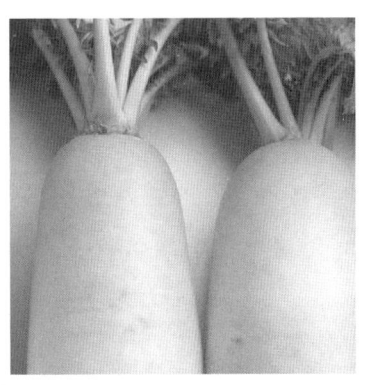

무

무즙은 잎과 줄기에서 동시에 얻어야 한다. 잎사귀나 뿌리에서 단독으로 즙을 취하면 그 즙의 반응이 너무 강하기 때문이다. 당근즙과 혼합시키면 무즙에 있는 요소들이 인체의 점막상태를 원상으로 회복시켜준다. 양갓냉이항에서 이미 설명했듯이 양갓냉이즙을 마시고 약 1시간 후에 이 즙을 마시면 최고의 효과를 얻을 수가 있다.

무즙은 점막을 진정시켜 주며 양갓냉이즙이 녹여 놓은 점액을 치워준다. 무즙은 동시에 점막이 정상적인 상태로 되돌아 가게 도와준다. 무의 자연내용물중 약 1/3이 칼륨이고, 나머지 2/3중 1/3 이상이 나트륨이다. 철분과 마그네슘의 함량이 높은데 점막을 치유시키고 진정시키는 힘은 여기에 있다는 것이 발견되었다. 대개의 경우 부비강의 장애를 일으키는 점액을 제거하기 위하여 수술을 받을 필요는 없다. 수술을 받아 점액질을 좀 들어낸다고 하더라도 그 다음의 결과는 더 나빠질 수가 있기 때문이다. 반대로 양갓냉이즙은 계속적인 효능을 준다. 점액질은 우유, 농축된 전분, 빵, 시리얼(cereal;곡류 제품) 등을 너무 많이 먹기 때문에 생기는 것이다.

■ 루바브즙 rhubarb juice

미국 어린이들에게 일어나는 신장문제에 대한 원인으로서 단일 야채를 거론하라고 하면 아마 루바브(대황)가 책임을 져야 할 것이다. 루바브만큼 수산을 많이 함유하고 있는 식품은 매우 드물다. 루바브를 요리하면 이 수산은 무기화합물로 변하는데 그것을 먹으면 수산이 체내에 쌓이면서 수산결정체를 이룬다.

많은 류머티즘 환자와 류마티즘열로 고생하는 사람들은 요리한 루바브를 먹는 데에서 일어난다고 할 수가 있다. 음식이나 음식물에 들어 있는 어떤 특수한 성분을 먹기 위해서, 거기에 또 다른 나쁜 성분들이 들어 있을 것이라는 것을 미쳐 생각하지 않고 무턱대고 어느 음식을 취하는 어리석음을 보여주는 한 예로서 루바브만큼 생생한 증거를 보여주는 예가 흔하지 않을 것이다.

루바브(대황)는 하제용으로 어른은 물론 아이들에게도 많이 먹인다. 많든 적든 하제로서의 역할이 나타나므로 그 제품의 다른 결과 즉 수산 결정체가 몸에 쌓인다는 것에는 깊이 생각하지 않는다. 수산의 축적물이 바로 자극을 일으키지 않고 표나지 않게 진행한 후에 천천히 나타나므로 그 원인을 다른 어떤 적당한 것에 돌리면서 루바브를 먹는 것에 두지는 않게 된다.

수산의 문제는 매우 중요하므로 이 제목으로 따로 떼어 집중적으로 다루겠다. 신선한 생루바브즙을 당근즙, 셀러리즙, 과일즙 또는 이들의 혼합즙에 섞어서 마시면, 그것도 적게 섞어서 마시면 유효하다.

이런식으로 마시면 루바브즙이 장의 연동운동을 도와준다. 루바브즙에 설탕을 쳐서는 안되며, 달게 하여 마시려면 꿀을 첨가해야 한다.

■ 사우어크라우트즙 sauerkraut juice

사우어크라우트는 소금에 절인 양배추 제품으로, 양배추를 얇게 썰어서 아주 진한 소금물에 발효시킨 것이다.

이 소금에 절여 발효시킨 제품은 소화관의 점막에 대단히 해로움을 주며 피부조직에 맞지 않아 피부를 거칠게 만드는 경향이 있다. 소화관에 자극을 주는 효과는 있으나 무기소금이 많이 들어 있어서 대단히 해롭다.

■ 소럴즙 sorrel juice

넓은 잎을 가진 프렌치 소럴(french sorrel;팽이밥류의 식물)로 만든 즙은 한없이 축쳐진 장이 정상적인 기능을 하는 데에 크게 도움을 준다. 장이 이러한 때에는 물론 충격을 주어야 하고 장에 고여 있는 노폐물을 관장을 하여 제거시켜야 할 시기인데 소럴즙이 충격을 주는 것이다.

이 채소에는 인체조직에 가치가 있는 칼륨 수산이 많이 들어 있는데 반드시 활력의 유기질로서 취해야 한다. 절대로 요리를 해서 먹으면 안된다.(역자주 : 요리를 하면 무기수산이 된다. 무기수산은 인체에 노폐물로 쌓인다.)

이 채소에는 혈액이 끊임없이 요구하는 철분과 마그네슘이 특별히 많이 들어 있으며 정화요소인 인, 황, 규소들이 또한 듬뿍 들어 있는데 이들은 머리끝에서 발끝까지 인체의 모든 부위에 필요한 요소이다. 이 채소로 만든 생즙에는 이들 풍부한 요소들이 함께 들어 있어서 인체의 모든 선에게 영양을 공급해 줄 수가 있는 최고의 가치를 지니고 있다.

■ 시금치즙 spinach juice

시금치는 모든 소화장관, 즉 인체에서 소화를 시키는 소화기관(위, 십이지장, 소장)과 대장, 결장에 유효한 최고의 활성화된 식품으로, 아주 오래전부터 그렇게 알려져 왔다. 자연은 인간에게 배출기관을 정화시키고 재건시키며 재생시킬 수 있는 최고의 유기물질을 주었는데 그것은 시금치에 들어있다. 생시금치즙을 잘 만들어 매일 한 파인트씩 마시면 아주 심한 변비도 수일내에 아니면 수주내에 고쳐진다.

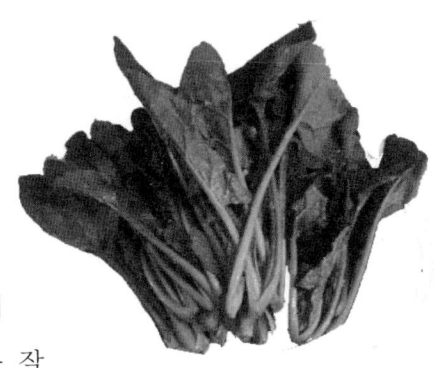

시금치

불행하게도 사람들은 무엇이 일어나고 있는지를 정확하게 알지를 못하면서 배출기관을 청소하는 정화작업을 실천한다.

모든 가공된 화학제품인 무기질의 정화제나 하제는 자극을 주고 배출기관의 근육에 충격을 주어 잘못된 그것을 구축하려고 한다. 이때 자극의 충동에 의하여 본래의 그것에 자리하고 있는 어떤 다른 좋은것까지 쫓겨날 수가 있다. 하제를 계속 사용하게 되면 갈수록 충격을 더욱 더 크게 하여야 되지 않을까 의심이 가기도 하는데 실제로 그러하다는 것이 증명이 되었다.

그렇게되면 끝내는 변비를 고치지 못하고 하부조직, 근육, 신경 등이 만성적으로 제대로 활동을 하지 못하는 상태에 빠진다.

하제는 단순히 자극제일 뿐으로 어느 정도 노폐물을 배출시켜 주겠지만, 배출기관의 점진적인 퇴화를 초래시킬 뿐이다. 더욱이 배출관을 세척시키는 이와 같은 방법은 그 효과가 단순히 일시적일 뿐만 아니라 약해지고 퇴화해가는 조직, 근육, 신경을 재생시키고 재건시키는 물질을 전혀 공급하지 않는다.

그리고 염분하제는 다른 효력을 갖고 있다. 배출관을 통과하는 소금물은 선(腺)에서 대량의 림프액을 끌어낸다. 예를 들어서 8온스의 소금물 한잔을 마시면 선(腺)에서 나온 노폐물과 독을 완전 1갤런이나 되게 결장을 통하여 배출시킬 것이다.

그것은 대개 인체의 노폐물에서 나오는 과잉의 산과 독이다. 그 때에 바깥으로 구축시킨 산과 독, 혹은 독이 찬 림프액 대신에 자연적인 생과일즙과 같은 유기질의 알칼리성 용액으로 대치시키지 않으면 마침내 인체에 수분부족의 상태가 일어나는 것을 피할 수가 없게 된다.

또한 대체를 시키거나 알칼리화시키는 것을 주의해서 하지 않으면 인체 활동상 발생하는 자연적인 흐름으로서 배출기관에 잔류하고 있던 독들이 림프의 흐름속으로 들어가서 또 다시 수정하려고 노력하고 있는 각 부위들을 악화시킨다.

그러나 염수 대신에 생시금치즙을 마시면 효과적으로 청소를 시켜 축처진 장들은 물론이고 전소화관을 치유하는 것까지 돕는다.

시금치는 자연적인 방법으로 가장 기초적으로 잘못된 것을 먼저 고쳐준다. 그러나 인체내에서 재생작업이 진행되고 있는 부위에 바로 나타나지는 않는다. 시금치즙을 매일 마시면 그 작업의 결과는 약 6주일 후에나 아니면 약 두어달이 지나야 나타난다. 그러나 장은 언제나 적어도 24시간마다 한번씩은 청소가 되어야 하며 정상적이고 건강한 상태에서도 하루에 2~3번은 변을 보아야 하는 것이 필수적인 것으로 알려졌다.

결장은 자극을 주거나 관장을 하여 청소를 시킬 수가 있는데 필요하다면 매일 하여야 한다. 이렇게 하는 것이 장기적인 안목에서는 가장 효과적이라고 알려졌다.

생시금치즙으로 얻어지는 다른 가치는 치주농루를 막아내는 치아와 잇몸에서 나타난다. 치주농루는 괴혈병의 한 형태로서 약한 것이며 그것은 특히 당근과 시금치의 혼합즙에서 보이는 요소들이 체내에 결여되어 있기 때문에 일어나는 것이다.

잇몸에서 피가 나오거나 치아의 치수(잇속)에 있는 섬유소의 퇴화는 활력이 없는 정제된 곡류제품, 정제된 설탕, 그리고 다른 죽은 음식들을 습관적으로 취하는데서 오는 일반적인 증상이다. 그것은 비타민 C의 결핍에서 일어난다. 이 질병을 영구적으로 고치려면 자연적인 생음식을 먹어야 하며 당근과 시금치즙을 많이 마시면 훨씬 빨리 좋아진다.

인체의 다른 변조들, 예를 들어 십이지장궤양을 비롯한 여러 가지의 궤양, 치명적인 빈혈증, 경련, 여러 가지 신경의 퇴화, 아드레날린 분비의 결핍, 갑상선의 결핍, 신경염, 관절염, 종기와 부스럼,

생식선 부위에 일어나는 고통, 다리가 휘청거리는 것, 치질 경향, 활기의 상실, 류머티즘이나 다른 고통들, 심장기능의 약화, 저혈압과 고혈압, 눈의 고통들, 두통, 편두통 등이 일어나는 원인은 근본적으로 직장에 노폐물이 축적되어 있기 때문이다. 또한 생당근이나 시금치에 함유되어 있는 요소들의 부족에서 기인한다.

인체가 이들 요소를 효과적으로 빨리 받아들여서 소화시킬 수 있는 길은 신선한 생즙을 매일 적어도 1파인트씩 마시는 것이다.

여러 가지의 채소 중에서도 시금치, 상추, 양갓냉이들은 당근, 피망과 더불어 비타민 C와 E를 가장 많이 함유하고 있다. 체내에 비타민 E가 풍부하지 않으면 남녀 모두에게 불임이나 생식불능 등 장못을 일으키는 요인이 된다. 여러 형태의 중풍이나 마비는 비타민 E의 결핍에서 초래되며 또한 비타민 E의 부족은 건강의 상실과 신진대사의 부조화를 일으킨다.

시금치를 주제로 토론을 하면 사람들은 흔히 하제로서의 효과와 연관시켜 말하려고 한다. 시금치가 그러한 효과를 내는 기초적인 원인은 시금치에 함유되어 있는 높은 비율의 수산 때문이다.

수산은 배설의 활동과 관계가 되는 매우 중요한 요소여서 매우 특별한 주의를 줄만한 가치가 있다. 따라서 이 수산에 대하여 이야기를 할 수 있는 별도의 장을 만들기로 했다. 시금치는 절대로 요리를 해서 먹어서는 안된다.

시금치를 요리해서 먹으면 신장에 수산결정체가 쌓여 끊임없는 통증과 고통을 받을 가능성에 대하여 특별히 주의를 하여야 한다. 시금치를 요리하거나 통조림으로 만들면 수산 원소가 과도한 열을 받은 결과로 무기질이 되어 신장에 수산 결석을 형성시킬 수가 있는 것이다.

■ 수산 oxalic acid

인간의 생리에서 여러 가지의 신비스러운 작용 중의 하나가 소화기관의 연동운동이라고 불리워지는 기능이다. 이 기능을 운동이라고 할 수도 있고 활동이라고 할 수도 있다.

그것은 소화기관과 순환기관 그리고 생식기관에서 일어나며 또한 배설기관에서도 일어나는데 계속적으로 물결을 일으키는 것과 같은 운동을 하여 관에 들어오는 온갖 물질을 지속적으로 앞으로 밀어보내는 작용을 한다.

그것은 신경과 근육의 지속적인 수축운동이요, 이완운동의 연속으로 인간이 자의적으로 지휘할 수 있는 운동과 비교하면 그것은 표면상으로는 모두가 자율적으로 일어나는 움직임이다. 그러나 이 연동운동의 효과는 이들 장관에 있는 신경과 근육의 상태와 건강하고 활력적인 조건에 의하여 크게 좌우된다. 유기수산은 장관의 상태를 유지시키고 연동운동을 촉진시키는데에 필요한 중요한 요소 중의 하나이다.

기관들의 자율적인 활동에서 일어나는 인체의 모든 운동은 기관을 구성하고 있는 세포와 조직에 생명이 있기 때문에 그렇게 할 수가 있다고 명백히 단정을 할 수가 있는 것이다. 살아 있다는 것은 활동적이며 자력적이다. 그러나 죽음에서나 죽은 물질에서는 활동이 없다. 이러한 원칙이 인체의 조직과 세포에도 그대로 적용이 된다. 소화기관, 배설기관과 같은 중요한 기관이나 그 기관의 어느 부위가 빈사의 상태에 빠지거나 죽는다면 그 기능의 효용도는 나빠지거나 끊어질 것이다.

이러한 상태가 일어나게 되는 것은 세포와 조직에 영양을 보내는 음식물에 살아 있는 원소가 적게 들어 있거나 없기 때문이다. 살아 있는 음식이란 살아 있는 유기질의 원소와 효소를 포함하고 있는 생음식만을 가리키는 것이다.

우리들은 이미 앞의 여러 장들에서 우리들이 취하는 음식에 있어서 유기질 대 무기질의 원소에 대한 중요한 문제에 대하여 다루어 왔다. 수산에 있어서 이 문제를 강조하는 것은 매우 의미가 있는 일이다.

어떤 음식이든지 그것이 전체로 있든, 즙으로 만들었든 생으로 있을 때에는 그 음식을 구성하고 있는 모든 원소가 활력의 유기질로 되어 있으며 효소가 가득차 있다. 그러므로 생야채에나 생야채로 만든 즙에 들어 있는 수산은 유기질로서, 이 유기질만이 인체의 생리기능에 유효하고 필수적인 물질인 것이다. 그러나 요리를 하거나 가공을 한 식품에 들어 있는 수산은 완전히 죽어버린 무기질로서, 인체에서 소리없이 병을 일으키는 파괴물이다.

 수산은 쉽게 칼슘과 결합한다. 이들 두 요소가 유기질이라면 그 결합의 결과가 좋아지고 건설적이 되어 칼슘이 소화, 동화시키는 것을 수산이 돕고 또한 동시에 인체내의 연동운동을 촉진시켜준다. 그러나 수산이 들어 있는 식품은 요리하거나 가공을 하면 그 수산이 무기질이 되어 자체내의 식물에 들어 있는 칼슘은 물론이고 영양가를 파괴시킨다. 그리하여 심각한 칼슘의 부족을 초래시켜 뼈를 약화시키는 원인을 만든다. 이것이 바로 내가 요리를 했거나 통조림에 들어 있는 시금치를 먹지 않는 이유이다.
 수산 그 자체만을 이야기한다면 식품을 요리하거나 가공을 하면 무기질이 되어 무기수산결정체가 되어 신장에 쌓인다.

 우리들이 먹는 음식물에 들어 있는 미네랄은 - 예를 들어 철분같은 것- 요리를 하여 무기질이 되면 완전히 소화되거나 이용이 되지 않고 화학작용 등 다른 작용을 하여 다른 요소들을 이용하는 것을 오히려 방해해버린다는 것을 알아둘 필요가 있다.
 그래서 신선한 생시금치즙에 들어 있는 철분은 100% 이용되지만 요리를 하면 겨우 1/5 혹은 그보다 더 적게 이용이 된다. 따라서 유기수산은 우리들의 건강유지에 매우 중요하므로 매일 생야채 샐러드를 먹는 것에다 수산이 들어 있는 신선한 생야채즙을 반드시 마셔야 한다는 것을 마음에 새겨두는 것이 좋다.

유기수산이 최고로 많이 들어 있는 식품으로는 신선한 생시금치(보통 시금치나 뉴질랜드 시금치나 동일하다), 근대, 비트잎, 순무와 겨자 잎, 케일과 콜라드(collards;양배추의 일종), 그리고 넓은 잎의 프렌치 소럴(french sorrel;괭이밥의 일종) 등이다.

■ **토마토즙** tomato juice

토마토즙은 캔에 든 것을 제외하고도 가장 널리 이용되는 즙중의 하나이다. 신선한 생 토마토즙은 대단히 유효하며 전분과 설탕을 함께 들지 않는 한 소화과정에서 알칼리성이 된다. 그러나 전분이나 설탕과 함께 취하면 절대로 산성이 된다. 토마토에는 구연산과 사과산이 많이 들어 있으며 수산도 좀 들어 있다. 이들 산들은 신진대사에 필요하고도 유효한데 반드시 활성화된 유기질로 공급되어야 한다.

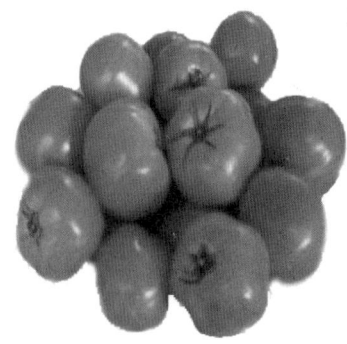

토마토

토마토를 요리하거나 통조림에 넣으면 이들 산들은 무기질이 되어 인체에 손상을 입히는데 그 나쁜 효과가 서서히 진행되므로 즉시 나타나지는 않는다. 요리한 토마토나 통조림을 한 토마토 주스를 먹으면 신장결석이나 방광결석을 일으킬 수도 있는데 특히 전분이나 설탕을 함께 들면 그러한 결과를 초래시킨다.

　신선한 생토마토즙에는 나트륨, 칼슘, 칼륨, 마그네슘이 많이 들어 있다. 세상에는 많은 종류의 토마토가 있는데 신선한 것을 생으로 취하면 어느 것이든 뛰어나고도 유효한 효과를 얻을 수가 있다.

■ 줄기콩즙 string bean juice

　이 생즙은 특히 당뇨병에 좋다. 당뇨병은 농축된 전분과 설탕류를 과잉 섭취하여 생기는 식사병으로 육식의 과잉 섭취로 더 악화가 된다.

　당뇨병에 인슐린을 피하 주사하여도 낫지 않는다는 것이 확실하게 인정되고 있다. 당뇨병은 유전병이 아니다. 그러나 당뇨병은 농축된 탄수화물을 많이 먹는 유전적인 습관에서 일어난다고 할 수가 있다.

　아기에게 무기질의 요리한 밀가루 음식과 곡류제품, 살균을 했거나 끓인 우유를 먹여서 기르면 어린이 때에 당뇨병을 형성시키는 소인을 제공하게 되고 청소년기에는 당뇨병의 초기단계에 빠지게 하며 어른이 되면 완전히 당뇨병 환자가 되게 한다.

　인슐린은 췌장의 분비물로서 인체가 자연당분(가공된 설탕이 아니다)을 연료로 사용할 수 있게 도와주며 그 연료로 인체가 활동할 수가 있게 된다. 이미 설명했듯이 인체는 자연적으로 활성화된 유기당분만을 건설적으로 이용할 수가 있는데 자연당분은 신선한 생야채와 과일에 풍부하게 들어 있다. 인체는 전분이나 가공한 설탕을 연료로 쓸 수가 없기 때문에 그것을 원래 상태의 당분으로 되돌리지 않으면 안된다.

전분은 무기질 제품으로 인체내에서 당분으로 바뀌어도 역시 무기질로 존재한다. 무기질에는 효소의 생명이나 활력이 없다. 그래서 췌장이 그것을 바꾸기 위하여 과로를 하는데 생명력이 없는 원소만을 받을 뿐이어서 그 원소들은 인체를 재생하거나 건설하는데 쓸 수가 없다. 그 결과로 소위 당뇨병이 발생하게 된다.

당뇨병의 경우 과도한 지방조직이 축적되는 것은 잘못된 무기인 슐린 자극물의 결과이며 그것은 노폐물을 태워버리지 않고 오히려 노폐물이 축적이 되게 도와줄 뿐이다.

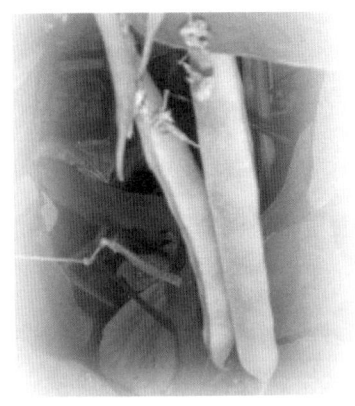

줄기콩

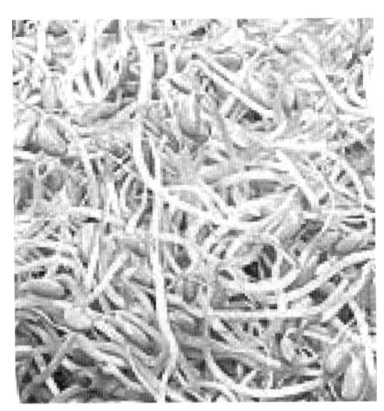

콩나물

줄기콩이나 브라셀 스프라우트(양배추의 일종)로써 즙을 만들면 거기에 췌장의 소화기관에 필요한 자연 인슐린을 만드는 성분들을 공급하는 요소들이 포함되어 있다.

당뇨병에 걸리게 되면 모든 농축된 전분과 모든 종류의 당분을 피하고 당근, 상추, 줄기콩, 브라셀 스프라우트 등으로 만든 혼합즙을 매일 두 파인트씩 들면서 당근과 시금치의 혼합즙을 한 파인트씩 마시면 만족할만한 효과를 볼 수가 있다. 물론 장청소와 관장도 대체로 규칙적으로 하여야 한다.

> **역자주** : string bean을 줄기콩으로 표현했다. 꼬투리를 먹는 콩이나 깍지 강낭콩, 깍지 완두콩 따위를 string bean이라고 부른다.

■ 순무즙 turnip juice

순무잎으로 만든 생즙만큼 칼슘량이 많이 들어 있는 즙은 없다. 순무잎즙에는 칼슘이 염분과 다른 모든 미네랄을 합한 양의 1/2이상 함유되어 있다. 그래서 순무잎즙은 자라나는 어린이들과 어떤 모양이나 형태든 뼈와 치아가 약해지는 사람들에게는 최상의 식품이 된다.

순무잎즙을 당근즙, 민들레즙과 혼합시켜 마시는 것이 치아와 인체의 전 뼈조직을 튼튼하게 하는 데에 필요한 최고의 효과적인 방법 중의 하나이다.

민들레에 들어 있는 많은 마그네슘과 순무잎에 들어있는 칼슘,

그리고 당근의 요소들이 합쳐서 뼈조직을 강건하게 만들어주는 것이다. 순무잎에는 칼륨의 함량도 많은데 그것은 강한 알칼리성이 된다.

특히 셀러리즙과 당근즙을 혼합시키면 더욱 강해진다. 그래서 이 생즙을 마시면 위산 과다를 줄이는 데에 최고로 좋다. 순무잎에는 칼륨과 철분이 많이 들어 있다.

칼슘의 결핍증은 모르는 사람들에게는 이상하게 들리겠지만 흔히 살균한 우유를 먹는 데에서 기인한다. 물론 농축된 밀가루, 곡류, 설탕제품을 계속 먹으면 칼슘의 부족현상이 일어나는데 이들 식품에는 칼슘이 많이 들어 있으나 모두 무기질이어서 인체내에서 시멘트처럼 딱딱하게 굳어질 뿐이다.

인체의 세포나 조직은 이와 같은 무기칼슘의 원소를 건설적인 목적에 사용할 수가 없다. 따라서 혈액은 자신의 기능과 활동에 방해를 받지 않기 위하여 무기질들을 밖으로 치워 내야 한다.

사람들이 활동에 방해가 되는 것은 옆으로 쓸어내듯이 혈액도 이들 많은 무기물질들을 혈관의 말단에다 쓸어낸다. 그 혈관의 말단 중 가장 간편한 곳들이 직장에 있기 때문에 거기에 쓰레기의 축적이 점점 쌓여져 마침내 불편하게 되는데 그것을 치질이라고 부른다.

대개의 사람들이 활력이 없는 무기질의 음식을 매일 취하는데 그들 중 절반 정도는 치질을 갖게 된 것을 알게 되나, 나머지 사람들은 치질을 갖고는 있으나 알지는 못하고 있다. 우리들은 일생동안 무기질의 음식을 피해온 사람들은 치질에 걸리지 않는다는 것을 알게 되었다. 그러나 반대로 치질에 걸린 사람들이 이 자연적인 고통을 고치기 위하여 주사, 전기응고, 수술 등의 방법을 쓰나 영구적인 효과는 보지 못하고 더 비참하게 되어가는 것을 많이 보아왔다. 그들은 원인을 제거하지 않고 결과만을 처치하기 때문에 그러하다.

여기에 전형적인 치질환자의 예가 하나 있다. 그는 유명한 변호사였는데 치질이 불거져 나와서 통증으로 무척 고통스럽고 당황스러워 했다. 그는 몇 블록을 걷지 못하여 으슥한 곳이 있으면 거기에서 그 튀어나온 치핵을 제자리에 밀어넣어야 했다.

그 신사는 타인들에게는 자신의 고통을 밝히지 않고 수개월 동안 매일 여러 가지 생즙을 마셨다.

그는 식사의 내용을 약간 고쳤으나 여전히 육류와 익힌 감자, 빵과 도넛츠, 그리고 다른 해가 되는 음식들을 먹었다. 그 결과 치질의 고통은 사실상 줄일 수가 없었다.

어느 날 그 변호사는 그의 단골인 생즙집 주인에게 생즙은 치질에 아무런 효과가 없다고 큰 소리를 쳤다. 그러자 그 생즙집 주인이 그에게 말하기를 매일 당근, 시금치, 순무, 양갓냉이로 만든 생즙을 두 파인트씩 마시면서 식사의 내용을 엄격히 생야채와 과일만으로 바꾸고 그 결과를 보라고 했다.

한 달이 지나지 않아서 그 변호사가 생즙집에 와서 아주 즐겁게

말을 하기를 의사가 정밀검사를 했는데 옛날의 치질 흔적이 전혀 없다는 것이다. 이러한 예는 한사람만이 아니다. 엄격히 자연식과 자연건강법을 실천하면서 혼합 생즙을 마셔 고통에서 벗어난 사람들이 많이 있다.

■ **양갓냉이즙** watercress juice

양갓냉이즙에는 황이 대단히 많이 들어 있는데 염분을 포함한 모든 다른 미네랄량의 1/3보다도 더 된다. 양갓냉이에 들어 있는 요소 중 거의 45%가 황, 인, 염소를 포함하여 산을 형성시키는 것들이다.

이 생즙은 강력한 정화제이므로 결코 단독으로 마셔서는 안되며 반드시 다른 생즙과 섞어, 예를 들면 당근이나 셀러리와 섞어서 혼합즙으로 마셔야 한다. 알칼리 효소로서는 칼륨이 가장 많은데 20%가 조금 넘는다. 칼슘은 약 18%, 나트륨이 8%, 마그네슘이 5%, 그리고 철이 0.25% 정도가 된다.

당근, 시금치, 순무잎, 그리고 양갓냉이의 혼합즙은 치질이나 치핵의 응고된 혈액 섬유소를 풀어 주고 많은 다른 종기에도 잘 듣는다.

이 혼합즙을 매일 마시면서 식사에서 밀가루 음식, 설탕 제품, 육류 등을 제외시키면 1달에서 6개월 이내에 종기나 치질이 나아 완전히 자연적인 상태로 회복이 되는데 그동안 수술을 받지 않아야 한다. 수술을 받으면 회복이 늦어진다. 순무에 대해 설명한 부분을 읽어보라. 거기에 치질에 대하여 더 설명이 되어 있다.

　양갓냉이즙은 당근, 파슬리, 감자즙과 섞어 혼합즙을 만들면 기종에 잘 듣는다. 양갓냉이에 들어있는 많은 양의 인과 염소가 유효하다는 것이 증명이 된 것이다.

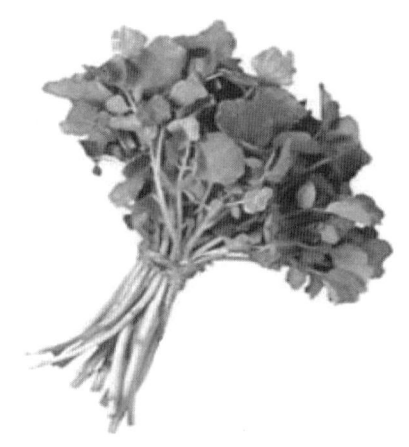

양갓냉이

3장
자연건강법에 대한 몇가지 사항들

01
아, 감기에 드셨군요

"숨이 가쁘신가요? 콧물이 납니까? 몸이 나른한 느낌이 드십니까?"

정말 오랫동안 많은 연구가들이 감기를 일으키는 섬세하고도 포착하기 어려운 세균을 분리시켜 확인하려고 노력해왔으며 지금도 그 노력은 계속되고 있다. 1920년대의 중반 어느 때에 감기를 발생시키는 세균을 발견했다고 특서를 했는데, 그것은 너무 작아서 포착하기가 어려웠으며 당시에 사용되던 가장 성능좋은 현미경으로도 볼 수가 없었다. 그런데도 그들은 그러한 세균을 발견했다고?

물질의 현상을 확대시키는 분야에서 발전을 거듭한 끝에 전자 현미경이 발달되어 보이지 않는 것도 수천배, 수천만배까지 확대가 가능하게 되었다. 과학자들은 아직도 그 세균이 잡힐 수가 있을 것이라는 생각으로 활동하고 있는데 나의 지식과 연구 조사의 결과에 의하면 이러한 세균은 보이지도 않으며 잡을 수도 없다. 따라서 이용할 수도 없다.

영국에서 들은 이야기인데 지난 수년 동안 정확히 말해서 1946년부터 과학자들이 영국 정부산하 의학조사원의 지원으로 매년 15만 달러씩 받으면서 감기를 일으키고 확산시키는 데에 원인이 되는 세균이나 바이러스를 찾으려고 노력을 해왔다고 한다(아시다시피 영국인들은 찾는 일에 뛰어나다). 그러나 벌써 여러해가 지났으나 여러 보고서에 의하면 그들은 세균을 발견하거나 잡거나 이용할 수 없으며, 더욱이 그것을 개발시키지도 못하고 있다.

확실히 그들은 100가지의 다른 세균과 바이러스, 박테리아를 확인할 수가 있었으나 이중 어느 것도 감기를 일으키는 것은 아니다. 이 모든 균들은 감기가 발생했을 때에 나오는 점액을 먹이로 하는데, 바로 그 목적으로 균들이 창궐된 것이다. 그들은 감기를 나타내는 점액을 배설시키고 부수며 분해시키는데 사실 점액의 처리가 감기인 것이다.

내가 알기로는 이들 영국의 과학자들은 어떤 유의 실험연구병원을 갖고 있었는데, 그들은 사람들을 초대하여 무료로, 음식 등을 제공해가면서 10여일쯤 거기에 머물게 했다. 특히 환자들에게는 거기에 머물면 하루에 5실링 정도씩 지급해가면서 감기를 일으키는 세균이나 바이러스를 찾으려고 자기들의 의도에 환자들이 자신들을 내맡기게 했다.

1년에 한두번씩 30명씩이나 떼를 지어 병원에 가서 약간의 돈을 받으면서 대단히 값이 싼 휴가를 보낸다는 것은 아주 고약한 일이다. 그동안 겨우 몇몇 사람들만이 감기에 걸렸는데 그들로부터도 감기를 일으키는 세균이나 바이러스를 찾아내지 못했다고 들었다. 아니, 정말이지 사람에게 감기를 일으키는 세균은 절대로 존재하지 않는다.

　감기라는 것은 전기와 유사하다고 생각해 볼 만하다. 가정의 전기장치에 퓨즈가 달려 있다. 그런데 전등이나 전기기구를 너무 많이 장치하여 과잉 사용하여서 서킷(circuit)이 과열했다면 어떤 일이 일어날까? 이때에 퓨즈가 터질 것이라든가 과열된 전선이 집을 불태울 것이라는 것을 「세균」이 알려줄 것인가. 정말 그렇지는 않다. 만일 퓨즈가 터져버리면 과잉 사용하여 과열된 전선은 불이 붙기 시작할 것이다. 감기가 들었을 때에는 바로 이 사실을 한번 생각해보라.

　인체내의 노폐물은 제거시키지 않으면 자연적인 결과로 발효하여 열을 내게 된다. 이 발효가 극심한 중독의 상태에 도달하게 되면 자연이 인체의 내부를 깨끗하게 유지하지 않는 것을 걱정하여 점액질을 내어보내는 것으로 우리들에게 경고를 주는데 그것을 감기라고 이름붙였다. 그것은 이와 같이 매우 단순한 사실일 뿐이며, 우리가 그 경고를 무시하거나 얕잡아보면 그 상태가 수없이 반복하여 더욱 심각한 사태들을 유발시키는데, 그 사태들의 목록이 의학사전을 꽉 메우고 있다.

 감기에 걸렸을 때 그 감기를 자극하지 말라. 오히려 시간에 맞추어 알려주는 경고에 감사를 드리면서 무언가를 이행하라. 감기를 고치려고 약을 쓰면 결과적으로 더 심각한 자연의 고통을 발전시킬 뿐으로 그러한 약으로 고쳐지는 것은 거의 없다.

 이런 논리로 감기에 대해 간단히 설명을 한다면 배설을 충분하고도 적절하게 하지 않아서 지나치게 많이 쌓인 노폐물이 분비하는 결과가 바로 감기인 것이다.

 이 모든 부패의 책임은 장이 져야 한다. 독이 인체의 모든 곳으로 퍼지면서 불건강한 점액질을 우묵한 공동에 채운다. 과도한 노폐물이 점액질을 발생시키는 데에 공헌을 하는 요소가 된다.

 그 결과가 감기이다. 그래서 지적 수준이 높은 사람들은 이러한 사실을 받아들여서 실제로 많은 사람들이 감기가 오려고 하면 관장을 하고 장청소를 하여 그 원인을 제거해버린다.

 야채즙이나 과일즙을 마시고 하루나 이틀간 단식을 하면서 아무것도 먹지 않는다. 장세척의 과정에서 실제로 물과 생즙만을 마시면 대단히 유효하다. 생식을 하면서 생즙을 마시는 것이 노폐물과 점액질이 쌓이는 것을 막아주는 최선의 방법으로 특히 인체와 장을 지속적으로 청결하게 유지시켜 준다.

02
내분비선

내분비선의 조직이 없으면 인체는 작용을 할 수가 없다. 인체내에 있는 선(線)들은 체내에서 일어나고 있는 모든 기능과 처리에 관여하고 책임을 지는 촉진기능을 수행하고 있다.

이들 선에는 내분비선과 외분비선이 있다. 이 모든 선들은 미량의 호르몬이라는 물질들을 만들고 있다. 호르몬은 이들 선에서 섬세하게 만들어진 물질인데 대개의 경우 혈액과 임파로 들어간다.

호르몬의 역할은, 예를 들면 어느 곳에서 전기접촉을 일으키는 것과 같으며, 따로 떨어져서 혹은 먼 곳에서 활동을 시키고, 중단을 시키기도 하며 또한 수정하기도 한다.

내분비란 호르몬의 생산이 선안에서 이루어진다는 뜻이며 거기에서 흘러나오는 관이 따로 없다. 호르몬의 흐름은 선에서 선의 뚜껑을 통하여 삼투작용에 의하여 옮겨지며 선의 바깥에서 혈액이나 임파에 의하여 모아진다.

　외분비선이란 선안에서 생산된 물질을 생산지에서 선밖으로 내보내는 한 개의 또는 여러개의 관을 갖고 있어서 그쪽을 통하여 혈액, 임파 또는 주변으로 내어보내는 선들을 가리킨다.

　편도선과 충수돌기(맹장)는 외분비선으로, 편도선은 생성물을 목에다 보내고 충수돌기는 장에 보낸다. 한번에 나오는 호르몬의 양은 아주 미량이고 또한 작아서, 예를 들어서 송과체 호르몬을 1/4 온스 정도로 모으려면 2천만개 이상의 각선에서 끌어모아야 할 정도이다.

　인체의 다른 모든 조직과 마찬가지로 충분히 활동하기 위하여 끊임없이 영양이 필요하다. 이들 영양은 대단히 좋은 것이어야 한다. 왜냐하면 선들이 수행해야 할 일들은 모두 중요하고 정교하며 델리케이트하기 때문이다.

　나는 내분비선 조직을 나타내는 차트를 만들었는데, 거기에는 인체의 형태를 보이고 인체에서 나타나는 선들을 그렸으며 선과 선들의 관계까지도 나타내 보였다. 이 차트에서는 선들의 기능과 부전의 본성을 나타내 보였으며, 어떤 것들이 선들에게 도움을 주며 무엇이 방해를 하는지를 보여준다.

　선들의 구성원소를 알게 하였으며 어떤 신선한 생야채즙이 선들의 건강을 유지해 주는데 도움을 주고 유효한가도 나타내 보이고 있다. 이 차트의 크기는 17″×22″로서 사무실이나 집의 벽에 걸어서 공부하기에 편하게 만들었다.

호르몬 사슬은 광범한 분기들을 이루고 있어서 대단히 놀라운 정도인데 이 차트를 대충 보기만 해도 창조자가 우리들의 육체에게 이렇게 놀랄만한 정교함을 주셨구나 하고 감사를 드리게 하기에 충분하다.

이렇게 놀라운 인체의 선조직이 최고 상태에서 최고의 효율을 발휘할 수 있는 기능을 할 수 있게 우리들이 도울 수 있는 최소한의 일은 우리의 몸에서 노폐물과 썩은 물질을 완전히 씻어내고 가능한 최고의 자연적인 생음식과 생즙으로 영양을 주면서 우리의 마음과 감정을 자제할 수 있는 방법을 완전히 배우는 것이다.

이 책의 내용을 바르고 주의 깊게 따라 행복이 가득한, 유용한, 즐거운, 지혜로운 삶을 살아갈 수 있는 힘을 얻어야 할 것이다.

03
식초(vinegar)

　전에 출판한 나의 저서들에서 식초의 해로운 효과에 대하여 설명한 부분은 오로지 흰색의 증류한 식초와 포도주 식초에 관한 것인데 거기에는 파괴적인 요소인 초산이 많기 때문이다.
　그와는 반대로 순수한 사과식초는 사과로 만들며 증류를 하지 않는다. 거기엔 사과산이 많이 포함되어 있는데 그것은 소화 과정에서도 필요한 것이다.

　우리 미국에서 일반적으로 사용되고 있는 식초는 세 가지가 있다. 사과 식초와 증류한 식초에 남미의 여러 나라에서 만든 양념으로 사용하고 있는 포도주 식초가 있는데 그것은 백색의 증류식초와 같이 초산을 많이 함유하고 있다.
　백색의 증류식초는 인체에 해롭다. 그것은 적혈구를 급속히 파괴시켜 빈혈증을 일으킨다. 그것은 또한 소화 과정에서 방해를 일으켜 소화를 지연시키고 음식물의 동화작용을 방해한다. 이러한 식초는 포도주나 엿기름을 발효시키는 것처럼 알콜산을 발효시킨 것이다. 이것들을 각각 포도주 식초, 맥아식초라고 부른다.

우리 나라에서는 초산이 많은 백색의 증류식초를 많이 쓰고 있다. 사과로 만든 식초를 사과식초라고 부른다.

사과식초에는 사과산($C_4H_6O_5$)이 함유되어 있는데 그것은 사과의 자연적인 유기물질로서 소화과정에 필요한 요소이다.

포도주를 발효시켜서 만든 식초는 평균 3~9%의 초산을 함유하고 있으며, 또한 주석산tartaric acid도 함유되어 있는데 초산은 간을 딱딱하게(간경변증) 하고, 십이지장과 다른 장에 궤양을 일으키는 원인이 된다고 알려져 있다.

그와는 반대로 사과식초는 사과산을 함유하고 있는데, 사과산은 건설적인 산으로 체내에 있는 알칼리성 요소와 미네랄과 합쳐 원기를 만들어내며, 또한 글리코겐이 되어 채내에 보관되어 있다가 뒤에 사용되기도 한다.

사과식초는 사람이나 동물이 머리를 써서 사용하면 헤아리기 어려울 정도로 가치가 큰 것으로 알려져 있다. 사과식초로 얻을 수 있는 유효한 효과는 워낙 많아서 다 설명하려면 한이 없다.

예를 들면 혈액을 응고시켜 생리를 정상화시켜주고 정맥이나 동맥의 혈관을 튼튼하게 하며 적혈구를 만드는데 도움을 주기도 한다.

사과식초의 유익한 점중의 하나는 칼륨의 양이 대단하다는 것인데 칼륨은 인체를 만들고 건강하게 유지하는데 꼭 필요한 요소이며 조직에 조화와 안정을 준다.

이 칼륨은 인체내에서 몇 가지의 대단히 중요한 요소들과 쉽게 협력을 하는데, 그 요소들은 칼슘, 나트륨, 철, 마그네슘, 염소, 규소 등이다. 사과식초를 고를 때에는 그 식초가 전체의 사과로써 만들어졌는지 사과씨와 껍질만의 싸구려로 만들어졌는지를 알아보아야 한다.

사과식초는 머리를 써서 사용을 한다면 부엌의 찬장에 꼭 있어야 할 물건임을 알게 된다.

사과식초의 살균성은 대단히 높다. 많은 피부 부스럼 환자들, 심지어 전염성 피부병 환자들까지도 사과 식초를 피부에 발라서 도움을 받았다. 스코틀랜드에서는 정맥류 즉 부풀어오른 정맥을 가라앉히는데 사과식초를 써 왔으며 아마 지금도 일반적인 요법으로 이용하고 있을 것이다.

그들은 사과식초를 튀어나온 정맥의 전 길이에 따라 약 한달 가량 아침 저녁으로 바르고 매일 두 세잔의 물에 사과식초를 차숟가락으로 두 숟가락씩 타서 마신다. 그렇게 하면 낫는다는 것이다.

인간의 생명을 혈액의 상태로써 표현할 수가 있는데 그 혈액은 뼈의 골수에서 조성되어 비장에서 활성화된 후에 혈관을 통하여 전신에서 순환한다. 혈액이 매 28일마다 완전히 재생산되는 것이 인체의 자연적이며 정상적인 과정이다.

　노후한 혈액세포가 순환으로 완전히 없어지는 동안 새로운 혈액이 창조되어 균형이 잘 유지가 되지 않으면 건강은 지켜지지 않으며, 따라서 그 사람의 효용성에도 금이 간다.

　인체의 기능을 균형있게 유지시키는 데에는 신선한 생야채와 과일즙 이상 효과가 있는 영양은 단 한 가지도 없다. 그와 같이 인체의 균형을 빨리 회복시키는 데에 순수 사과식초 만큼 유효한 것은 없다는 것이 증명되었다.

　생리시의 과다출혈이나 치질출혈, 코피가 날 때에, 상처가 났을 때에 한 잔의 물에 사과식초를 차숟가락으로 두 숟가락 넣어 매일 두 세잔씩 마시면 놀라울 정도로 도움을 받는다.

　소화관에 수소산이 부족하여 전분을 충분히 소화시키지 못하고 혈압이 올라가면 사과식초를 이용한다. 물 한잔에 사과식초를 찻숟가락으로 두 숟가락 정도를 타서 식간에 마시면 혈압이 떨어지는 것을 알게 된다.

04
우유

　인간에게 나이가 어떻든간에 모유외에 젖이 필요할 때엔 생염소젖이 가장 합리적이고 유효하다.

　젖은 118°F(36.8℃) 이상의 온도에 덥히면 안되는데 130°F(40.6℃)에서 효소가 파괴되기 때문이다. 같은 이유 때문에 살균한 젖은 절대로 이용해서는 안된다. 그래서 가능하면 염소로부터 젖을 짜자마자, 냉장을 하지 말고 바로 마시는 것이 가장 좋다. 그러나 병에 넣어 밀봉을 하여 냉장고에 보관하면 하루 이틀 정도는 유효하다.

　유아에게는 어머니젖 이상으로 좋은 젖이 없다는 것은 아무리 강조하여도 지나치지가 않다. 그 다음으로 좋은 것이 생염소젖이다.

　최근에 나는 아주 가까운 친구의 22개월된 딸에 대하여 주목을 하고 있다. 그 어머니는 어린애를 일년 동안 모유로 키웠는데 그때까지 그리고 그 후 수개월 동안 그 아이는 콧물도 많이 흘리지 않았으며 육체적으로나 성격적으로나 골치 아프게 한 날이 없었다.

그러던 중 어느 날 아이에게 살균한 염소젖을 먹였다. 그 아이의 아버지가 염소를 키우는 목장에서 생염소젖을 얻으려 했으나 목장에서는 법 때문에 염소젖을 생으로 팔 수가 없다고 했다.

염소젖은 반드시 살균시켜야 한다는 목장관리자의 고집에 말싸움까지 벌였으나 어쩔 수가 없어서 그는 살균한 염소젖 1쿼터를 구입하여 아기에게 먹였다. 그 살균한 젖을 먹은 이틀 후에 아기는 콧물을 흘리기 시작했으며 과민하게 되었다.

그 아버지는 즉시 두 마리의 새 염소를 구입하여 아기에게 다시 생염소젖을 먹였다. 그 생염소 젖을 먹은 지 이틀만에 아기의 잘못된 상태가 사라졌다. 그 아기는 정상적으로 생염소 젖과 신선한 생당근즙을 마시고 있다. 이것은 드문 사례가 아니다. 생염소젖은 우리가 이용할 수 있는 가장 깨끗한 식품중의 하나이며, 우유는 그렇게 깨끗하지 않다. 우유는 점액질을 많이 형성시킨다는 것이 증명되었으나 염소젖은 그렇지가 않다. 잠언 27장 27편에 아래와 같이 씌어져 있다.

"그대는 그대의 음식으로, 그대 아내의 음식으로, 그리고 하인들을 유지하기 위하여 충분한 염소젖을 갖게 될 것이다."

오늘날 염소젖이 일반적으로 사용되지 않는 이유는 순전히 경제적인 문제 때문이다.

소는 염소보다 훨씬 많은 양의 젖을 생산한다. 광대한 도시의 많은 사람들은 염소젖을 대하지 못한다. 100마리의 암소가 생산할 수 있는 양의 젖을 염소는 500마리나 되어야 생산을 할 수가 있으므로 많은 수의 농부가 있어야 한다. 염소를 키우려면 5마리에 겨우 10′×12′ 크기의 축사가 있으면 충분하고 그 5마리에 드는 먹이는 소 한 마리를 키우는 것보다도 더 적게 든다.

물론 한 두 가정이 이상적으로 살아가려면 4~5에이커(1에이커는 3,000평)의 경작지가 필요하며, 물이 충분해야 한다. 1에이커나 그 이상의 땅에 나무도 심어져 있어야 한다.

거기에 두 세 마리의 젖을 짤 수 있는 염소를 키우고, 들판에서 조그마한 떼의 가축을 키우며, 유기농법으로 야채와 과일을 키우고, 화단이 있어야 하며 연중 60~75파운드의 꿀을 생산하는 2~3개의 벌통도 있어야 한다.

그 땅을 완전히 살 수가 있는 자금의 여유가 있다면, 누구든지, 위와 같이 하여 독립할 수가 있다. 인간은 안전하고 오래도록, 건강하고 행복하게, 유용한 삶을 살아나가려면 사회보장제보다 다른 무엇인가를 필요로 하게 될 것이다.

이러한 꿈은 실현시킬 수가 있다. 열등감 때문에 주춤거리지 말라. 다른 사람들이 그렇게 했으므로 귀하도 그렇게 할 수가 있다. 옛 격언을 기억하라.

"하늘을 겨누어라. 그러면 나무보다 더 높은 곳을 때리게 될 것이다."

다시 젖의 문제로 되돌아가자. 염소는 아마 가축 중 가장 깨끗한 동물이라는 것을 기억하라. 염소의 소화기간은 거의 완벽하다.

염소의 성질은 친절하고 아주 사랑스럽다. 염소젖은 우유보다 크게 활력이 있으며 어떤 어머니들의 젖보다 확실히 더 활력이 있을 수가 있다. 그 어떤 어머니들이란 담배를 피우고 음료수를 마시며, 더욱이 집안과 부모를 피곤하게하는 형제, 아이들이 있어서 신경질이 되어 있는 사람들이다.

염소는 동물 중 가장 깨끗하기도 하거니와 소가 앓는 결핵, 열병 등의 질병에도 걸리지 않는다. 염소젖의 질은 우유보다 훨씬 뛰어난데 염소젖은 균질하고 비단백질의 질소가 함유되어 있으며, 단백질의 질이 좋고 어떤 식품이나 식제품보다도 나이아신과 지아민을 많이 함유하고 있다.

아기가 설사에 걸리면 염소젖이 가장 좋고 유효하다고 알려져 있다. 이것은 염소젖에 나이아신이 대량 함유되어 있기 때문이다. 지아민은 누구든지 태어나서 죽을 때까지 모든 생명의 활력과정에서 필요한 가장 중요한 비타민 B 콤플렉스 중의 하나이다.

염소젖에는 지아민이 많이 있다. 한번 더 강조하지만 염소젖은 118°F(36.8℃) 이상 열을 가해서는 안된다.

과열하여 데웠거나, 끓였거나, 살균을 한 염소젖은 아기에게 먹이기보다 수채에 버려야 한다. 살균한 염소젖을 염소새끼들에게 6개월간 먹이면, 거의 죽게 된다.

05
자연출산

에릭이 「응아」하고 세상에 나오다

  이 이야기는 다이안 발라스타 플톤(Diane Vallaster Folton)이 임신중에 시행했던 일과 그의 아기 에릭이 자연식품으로 길러졌던 이야기를 상세히 기록한 것이다. 아기를 기르는 공식은 따로 없다. 이것을 읽고 귀하도 이와 같이 하라.
  다이안 부인의 말을 여기에 옮긴다.

「1966년 6월에 나는 임신을 했다. 나이 33세에 첫 아기를 갖게 된 것이다. 얼마나 놀랍고 엄숙한 순간인가. 학교에 한 달은 더 출근해야 했는데 1학년생들을 서른명이나 바쁘게 뒤치다꺼리를 해야 하고, 학년말의 일들이 쌓여 있고, 등등 생각하니 다리가 뻣뻣해질 지경이었다.

갑자기 야채 샐러드를 즐기게 되었는데 처음엔 그것이 입안에서 톱밥을 씹는 것처럼 느껴졌다. 어쨌든 나의 식사 내용은 완전히 새로워졌다. 그것을 간단히 소개하면 다음과 같다.

임신 1개월, 2개월, 3개월째 : 특별히 먹고 싶은 것은 없었다. 단 포도와 신선한 개암을 으깨어 하루에 3번씩 먹었다.

임신 4개월, 5개월, 6개월째 : 여전히 포도가 주식이었으나 옛날처럼 다른 여러 가지의 과일을 즐기게 되었다. 그때는 9월달이었는데 야생의 블랙베리(**역자주** : blackberry : 북미주에 있는 과일의 일종으로 검은 색깔임. blueberry도 있음)의 싸한 맛이 아주 좋았다. 우리 부부는 맛이 좋은 살구, 자두, 배, 사과 등 살충제를 뿌리지 않은 식품들을 주로 먹었다. 우리 부부는 임신중에는 산딸기 잎으로 만든 차가 좋다는 것을 읽게 되어 9월 초순에 산딸기를 재배하는 이웃의 농장에 가서 산딸기 잎을 여러 백(bag)에 담아 가져와서는 쟁반에 널려 말려서 저장했다.

9월부터 이듬해 3월 초순까지 나는 이 차를 매일 적어도 한 파인트씩 마셨다. 당근을 구하기는 쉽지가 않았으나 어쨌든 매일 1파인트씩 귀한 당근즙을 마셨다. 학년 말이어서 바쁜 시간을 보내고 나면 나는 피곤해서 원기를 돋우기 위하여 몇가지를 더 취해야 할 것으로 느껴졌다. 그래서 매일 다음과 같은 것을 취했다.

① 6알의 켈프
② 6알의 자연 칼슘

③ 100단위의 비타민 E

④ 상어간유 2티스푼

상어간을 먹게 된 것은 우리가 살고 있는 캐나다의 브리티스 콜롬비아에는 그때가 되면 햇빛이 없기 때문이다.

⑤ 자연산 비타민 C를 섭취했는데, 그 양은 매일 다르게 했다.

⑥ 체내에 수분이 필요하다고 느껴지면 즉시 신선한 파인애플을 찾게 되었으며 만일 그것을 구할 수가 없으면 설탕을 넣지 않은 파인애플 주스를 마셨는데 그것은 신선한 과일과 같은 것으로 받아들였다.

그동안 나의 느낌이 아주 좋아서 6개월 동안 의사를 찾지 않았다. 그러자 친구들이 놀라와하며 걱정을 하여 할 수 없이 의사를 찾게 되었다. 의사는 뱃속의 아기들이 갖는 심한 심장박동 소리를 들을 수가 없었으며, 나의 체중이 늘지도 않았으며, 독도 없다는 것을 알게 되었다. 그는 내가 자연분만을 할 수가 있을 것이라고 하면서 나의 간단한 자연식에 대한 얘기를 듣고 칭찬해주었다.

나는 매일 수마일씩 걸었다. 우리 집에는 강아지가 두 마리 있었는데 매일 데리고 나갔다. 나는 자연분만에 필요한 운동을 한 차례씩 했는데, 그것을 매일의 일상생활로 받아들였다.

드디어 3월 초순, 에릭이 '응아' 하고 세상에 태어났는데 그는 긴 곱슬머리카락이 많은 아기였다. 그 머리카락은 놀라울 정도였다.

왜냐하면 대개의 갓난 아기들은 머리숱이 아주 적거나 거의 없기 때문이다.

　아기의 윤기나는 피부빛깔은 의사들과 간호사들의 화제거리가 되었는데 우유빛과 같은 백색의 피부가 아니었던 것이다.

　모든 사람들이 놀라워한 것은 내가 에릭에게 모유를 먹일 수가 있었다는 것이다. 처음엔 젖이 빨리 나오지 않았는데 참으면서 계속 시도했더니 곧 풍부한 크림색의 젖이 나오기 시작했다. 흔히 모유는 보통 푸르고 물기가 많다고 했으나 나의 젖은 그렇지가 않았다.

　병원의 식사는 내가 먹어온 살아있는 식사와는 다른 죽은 식사였다. 그래서 나는 살아있는 식사만을 가져오게 했다. 간호사는 나의 음식에서 단백질 섭취가 부족하다고 걱정을 하면서 매 3시간마다 살균한 우유를 큰 잔으로 가득 한 잔씩 가져왔는데 나는 그것을 싱크대에 버리고 빈잔에 물을 채워 놓았다.

　남편과 누이동생이 매일 신선한 당근즙을 1파인트씩 갖다 주었으며 나의 부족한 식사를 보충하기 위하여 신선한 개암을 담은 백도 여러개씩 갖다 주었다.

　햇빛에 말린 과일을 담은 접시를 보고서 병원 사람들은 내가 그것을 먹으면 아기가 설사를 할 위험이 있다고들 했다. 나는 그 말린 과일이 아기와 나를 해치는 것을 볼 수가 없었다. 나는 이미 그것을 십년 동안이나 먹어왔으며 아기도 이미 그것을 9달 동안이나 먹어오면서 아주 잘 자라고 있었으니 말이다.

내가 늘 먹어왔던 모든 음식이 가득한 집으로 돌아간다는 것이 얼마나 황홀한 일이던가. 이제는 말린 과일을 담은 접시를 제지할 자들이 없으며, 역시 기대한대로 그것 때문에 나쁜 결과가 일어나지도 않았다. 에릭이 태어난 후 나는 완전히 생음식만(그중 60%는 과일이었다) 먹었는데 여러 날이 지났어도 에릭이 변을 보지 않아서 당황했다.

그런데 집으로 돌아온지 닷새만에 아기가 아주 정상적인, 조그마한 변을 누게 되었다. 변비가 아니었다. 설사도 아니었다. 그 변이 어디에 그토록 오랫동안 머물러 있었을까. 우리들은 매우 신비스러워 했는데, 사실은 그것이 정상이었다.

나는 여러번 아기에게 관장을 시켜주어야 하나하고 의심스러워 했다. 그에 대한 신비감은 우리들이 우연히 모유를 먹여 키우는 젖에 대하여 씌여진 옛날의 책 한권을 읽을 때까지 계속되었다. 그 책에 의하면 어떤 때는 아기가 먹은 음식이 완전히 이용되기 때문에 갓난 아기가 1주일 동안이나 변을 보지 않는 경우가 있는데, 그것이 비정상이 아니라는 것이었다.

이러한 증상은 아기가 단단한 음식을 먹을 때까지 계속되었다. 태어난 지 6개월째가 되자 그는 신선한 당근즙을 조금씩 먹기 시작했으며. 9개월이 되어서야 단단한 음식을 먹이기 시작했다.

잘익은 바나나와 적은 양의 에보카도(서양배)를 먹였는데, 섬세한 여과기에 갈아서 첫 고체음식을 만들었던 것이다. 그렇게 했더니 변을 보기 위하여 닷새동안이나 기다릴 필요가 없었다. 그것을 먹은지 수시간만에 그는 아주 작은 새까만 실과 같은 변을 본 것이다. 그것은 놀라운 일이었다.

　나는 아기에게 기생충이 있다고 생각했다. 마침 그날에 보건소의 간호사가 우리 동네에 오게 되어 있었다. 그를 문간에서 만나게 되어 눈물이 날 정도로 반가웠으며, 아기의 기저귀를 주면서 검사를 의뢰했다.

　그는 즉시 아기가 무엇을 먹었느냐고 하면서 의아해 했다. 바나나를 조금 먹였다고 했더니 그는 웃으면서 말하기를, "그래요. 여기 걱정하시던 기생충이 있네요. 바로 바나나 섬유질이예요" 하는 것이었다. 나는 그날까지 부드러운 바나나에 섬유질이 그렇게 많이 있는지를 몰랐었다.

　에릭은 1살이 약간 지날 때까지 바나나와 에보카도의 두 가지 음식만을 먹었으며 그리고 당근즙을 조금씩 취하게 했다. 그 후 우리는 서서히 생오얏, 대추, 살구 등을 잘 갈아 짜서 에보카도에 보태어 식사로 주었다. 머지 않아 그는 계절에 따라 나오는 신선한 과일들을 갈아서 먹게 되었다.

　그러면서 우리들은 에릭이 스스로 음식을 택한다는 것을 알게 되었다. 어떤 때는 에릭이 며칠 동안이나 사과만을 먹었다. 그러다가 에보카도를 며칠씩 먹게 되었다.

　그는 말린 달스(dulse)잎사귀를 즐겨 씹었는데 지금도 그것을 곧 잘 씹어 먹기를 좋아한다. 그는 2년반 동안 모유만을 먹었으며 동물의 젖은 먹지 않았다. 지금은 그가 당근즙과 견과액을 마시는데 곧 염소젖을 먹였으면 한다. 그는 지금까지 한번도 두통, 점액질, 비만, 위확장, 선(線)의 팽창 등으로 고생하지 않았다.

대부분의 친구들은 아기들에게 병에 든 파브룸(pablum;젖먹이용 식품이름)을 먹인다. 파브룸을 먹이면 아기들이 밤새 잠을 자게 되는 것 같다. 아기들이 파브룸에 있는 전분을 완전히 소화시키지 못하기 때문에 1년 내내 감기, 인플루엔자, 폐렴, 기저귀 상처, 기저귀 알레르기에 걸려서 고생한다. 정말이지 우리들은 단순하고 엄격한 자연의 법칙을 따름으로써 이러한 질병들에서 벗어난 것을 감사하게 생각한다.

아기를 키우면서 나를 늘 괴롭힌 것이 한 가지 있었는데 그것은 수면의 부족이었다. 그리고 옛날처럼 원기가 왕성하지 못했다. 그러나 그 대신에 행복하고 만족스러운 아기를 갖게 되었다. 그리고 나의 배가 기대했던대로 팽팽해지지 않는다는 것도 알게 되었다. 그러나 에릭이 젖을 떼자 원래의 상태로 돌아왔다.

지금은 1970년의 5월, 에릭은 이제 만 3살이다. 에릭의 식사는 생과일, 말린 과일, 신선한 생야채, 생야채즙, 견과류, 씨앗류 그리고 꿀로써 이루어진다. 그는 정신적으로 잘 균형잡혀져 있고 육체적으로 잘 발육되어 있어서, 에네르기와 호기심으로 가득 차 있다. 정말 워커 박사의 지침에 감사를 드린다.」

06
생즙이 뼈 치료에 도움을 주는가

여기에 답이 있다

다음은 캐나다의 캄룹스에서 살고 있는 가정학 교수 아델르 발라스터 adelle vallaster씨가 보내온 편지의 내용이다.

「수년 동안의 계획을 세운 끝에 드디어 어머니와 아버지가 유럽 여행길에 올랐다. 그동안 그들이 경영하는 건강가게는 우리들이 맡아 보기로 했다.

당시에 우편 배달부들이 파업을 하고 있어서 통신을 하기가 복잡했다. 모든 편지 왕래는 두절되었으며 그 운명의 전보가 도착한 것은 부모들이 집으로 돌아오기로 한 날짜에 앞서 10일 전이었다.

전보에는 추가로 돈을 보낼 것과 비행장으로 봅이 자동차를 가져올 것과 밀상자에 밀을 심어 싹을 틔우라고 했다. (**역자주** : 미국과 캐나다의 자연건강주의자들 중에는 상자 등에 밀을 심어서 밀싹이 나오면 생즙을 만들어 마신다. 밀을 심은 후 대개 1주일만에 나온 싹으로 생즙을 만든다)

무엇인가 크게 잘못된 일이 일어났음이 분명했다. 그러나 부모들이 집으로 돌아올 때까지는 일의 내용을 알 길이 없었다.

불안한 열흘이 지난 후에 어머니가 오스트리아에서 길을 걷다가 모터사이클에 치어 한쪽 다리를 다쳤다는 것을 알게 되었다. 그곳의 한 저명한 뼈전문가로부터 치료를 받아 기적적으로 부서진 뼈를 제자리에 맞추어 걸을 수가 있었다.

어머니는 가능하면 빨리 집으로 돌아와 생즙과 생음식으로 치료하겠다는 일념뿐이었다. 왜냐하면 어머니는 그 방법으로 놀라울 정도로 치료를 시킨 사례들을 많이 알고 있었기 때문이었다.

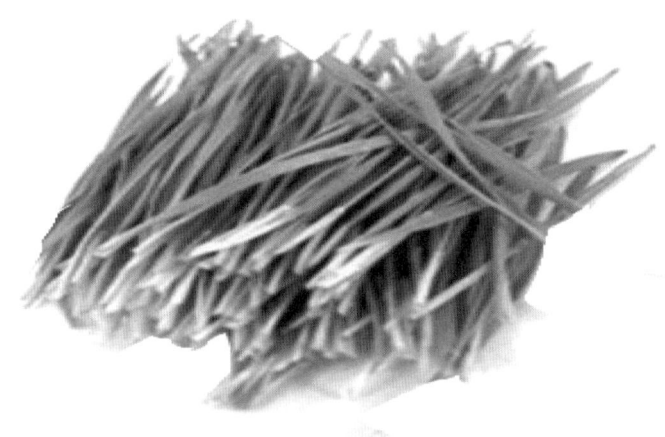

밀싹

그 사고가 난지 2주일 후에야 그들은 캐나다로 돌아올 수가 있었다. 오스트리아의 의사는 그 상태에서 집으로 돌아간다면 미친 사람들이라고 생각하게 되었다. 그 의사는 어머니가 걸어다닐 때에 고통이 심해서 도저히 견딜 수가 없으리라고 생각했다. 그러나 반대로 아버지는 어머니를 집으로 데리고 오겠다는 생각이 아주 강열했다. 결국 그 의사가 동의를 했다.

어머니는 지난 십년동안 워커지침에 따르는 생활을 했으므로 건강상태가 좋아서 여행을 아주 잘 할 수가 있었다. 어머니는 집에 도착하자마자 생즙식을 시작했는데 하루에 3번씩 4온스의 밀싹즙을 마시고, 당근즙을 마셨으며 캄프리뿌리와 잎으로 만든 차를 여러컵씩 마셨는데 그 수를 헤아릴 수가 없을 정도였다.

어머니는 또한 자연의 비타민 C, 자연의 칼슘, 비타민 E 등을 상용했다.

그 해 가을과 겨울내내 슈퍼마켓에서 사온 샐러드 외에 유기농법으로 키운 복숭아, 배, 포도, 사과들을 보충식으로 많이 먹었다. 매일 오후에 어머니는 해바라기씨와 참깨를 부드럽게 갈아서 꿀을 약간 쳐서 먹었으며, 컴프리차도 마셨다.

의사는 상처에 회저가 일어나고 있으므로 즉시 병원에 입원을 시키고 싶어했다. 많은 설득으로 의사가 환자의 상처가 더 나빠지지 않는 한 집에 머물러도 좋다고 동의를 하게 되었는데 대신에 정기적으로 붕대를 바꾸기 위하여 병원에 와야 한다고 했다. 그것은 좀

귀찮은 일이었으나, 그 해결방법이 쉽게 풀렸다.

　우리는 상처에 컴프리와 밀싹습포를 하기를 열망했는데 상처에 부목을 대고 석고 붕대를 감았기 때문에 공기와 닿는 곳이 아주 적어서 습포를 하기가 거의 불가능했다.

　그 상태는 겨우 3주일간만 계속 되었으며 그래도 속에서 알아볼 수 있을 정도로 나아져가고 있었다. 약을 전혀 사용하지 않으면서 나타난 전혀 들어본 적이 없는 치료법의 결과였다.

　살아있는 녹즙과 음식만이 치료에 필요한 요소들을 공급하는 것이었다. 상태가 점점 좋아져 갔으므로 병원에는 자주 가지 않아도 되었다. 6개월 후 석고 붕대를 떼었다. 그처럼 오랫동안 석고 붕대를 하였는데도 악취가 일어나지 않는 것을 보고 간호사가 무척 놀라와 했다.

　X-레이 촬영을 했더니 작은 뼈는 붙었으나 큰 뼈는 붙어지지 않았다. 그래서 다시 커다란 석고 붕대를 하게 되었다. 의사는 뼈가 부서진 곳이 들쭉날쭉한 데다 치료를 해야할 부위가 크고 뼈와 살을 많이 이식해야 하며 골수를 많이 잃었기 때문에 완전한 치료는 불가능하다고 확신을 하고 있었다.

　의사는 간호사들에게 농담하기를 신(神)이나 채소가 치료를 해줄 것이라고 환자가 믿고 있다고 했었는데, 막상 두 달 후 석고 붕대를 풀었더니 뼈들이 완벽하게 붙어져 있어서 의사도 놀라워 했다.

　지금 사고 후 21개월째가 되는데 흉터에 계속 살이 차오르고 있다. 그리고 처음으로 뼈 위에 가죽이 나타나기 시작했다. 현재 어머니는 지팡이를 사용하지 않고도 매일 건강가게에 출근을 하며, 시장을 보러 가시기도 한다. 정말 하느님과 워커지침에 감사를 드리다.

07
마음에 새겨두어야 할 것들

인내하라

　자연요법으로 인체를 재건하고 재생시키기 위하여 자연식을 야채즙으로 시작하면 전신을 통한 체내정화가 규칙적으로 일어난다는 것을 마음에 새겨두어야 한다.

　그리고 때때로 인체에서 정화작용이 일어나는 부위에 고통과 아픔이 일어날 수도 있다. 어떤 때는 그것이 실제로 병이 아닐까 할 정도로 아프게 느껴질 수도 있다.

　그러나 그 생즙이 신선하고 그날 만든 것을 그날에 먹는다면 그 생즙으로 병이 일어나지 않는다는 것을 믿어야 한다. 반대로 정화와 치유가 제 길을 걷고 있으며 생즙을 많이 마시고 그러한 고통이 빨리 일어날수록 더 좋다는 것을 알아야 한다. 그렇게 하면 정화와 치유가 빨라지기 때문이다.

생즙을 많이 마실수록 회복도 빨라진다. 의심이 가면 생즙을 이해하여 치료에 이용하고 있는 의사와 상의를 하는 것이 제일 좋다 (**역자주** : 우리 한국에서는 생즙을 이해하고 치료에 이용하고 있는 의사가 거의 없다. 자연건강법 전문가들과 의논하는 것이 더 낫다.)

생즙을 치료에 지속적으로 이용해보지 않은 의사는 생즙의 효과에 대하여 잘 알지 못한다. 야채즙을 찬성하지 않고 비난한다는 것은 어떤 태도나 형식으로든, 특히 당근즙이 해롭다고 하는 것은 그 사람의 지식이 부족하다고 비난하여도 된다.

일생 동안 축적된 체내의 독을 하룻밤 사이에 쫓아낼 수 있는 기적의 방법이 있을 것이라고 기대를 해서는 안된다. 시간이 걸린다.

관대하고 자비로워라

얼빠진 글을 쓰는 자들이 당근즙을 마시면 피부가 노랗게 된다고 했다. 그것은 인체의 기능을 모르면서 다른 사람들에게 헛소리를 내지르는 것이다. 당근의 색깔이 피부를 통하여 나온다고 하는 것은 비트의 붉은색이나 시금치의 푸른 색이 피부를 통하여 나올 것이라고 믿는 것만큼 무지하다고 할 수 있다.

생즙을 마시면 노락색이나 갈색이 피부를 통하여 내비치는데 그것은 간이 오래 된 담즙과 노폐물을 많이 배설시키고 있음을 나타내는 것으로 배설기관들이 배설을 일으켜 피부구멍으로 내보내는 것이다.

그것은 아주 정상적이다. 몸이 중독되었을 때에도 이러한 일이 일어난다. 그러나 계속해서 야채즙을 마시면 마침내 그러한 색깔이 나타나는 현상이 없어진다.

스스로는 몸의 컨디션이 아주 좋다고 느끼고는 있으나, 때에 따라서 과로하거나 운동을 심하게 했을 때나 충분히 수면을 취하지 않으면 그러한 색깔이 나타나기도 한다. 이때에 충분히 휴식을 취하면 그러한 현상이 곧 없어진다.

어쨌든 계속적으로 자연식을 하고 신선한 생야채와 과일즙을 먹어서 인체가 일단 재생이 되어 체내의 노폐물과 장해가 없어지면 건강과 에너지와 활력을 갖게 되면서 무식하고 무지한 사람들의 비평에 흔들리지 않게 된다.

위생에 대하여

생즙기와 생즙을 짤 때에 이용되는 도구들은 잘 청소를 하고 살균시켜야 한다는 것은 매우 중요하다.

생야채즙은 매우 부패하기가 쉬우므로 생즙을 짤 때에 위생적으로 다루어야 하며 세심한 주의를 기울여야 한다. 가정에서나 공장에서나 생즙기는 사용한 후에 찬물로 씻은 후 즉시 끓인 물로 씻어서 보관해야 한다. 아니면 사용하기 전에 찬물로 씻은 후 끓인 물로 완전히 살균을 시켜야 한다.

어떤 때는 생즙기를 살균시키는 데에 세심한 주의를 기울였는데

도 생즙이 변질할 때가 있다. 그것은 채소 중의 한 두 가지가 상해서 일어난 것이며, 그런 상한 야채가 전 생즙에 영향을 준다. 그러므로 야채를 철저히 씻어야 하고, 채소가 시들었거나, 흐물흐물하거나 상했다면 버려야 한다.

4장
야채즙과 과일즙을 이용한 치료법

01
야채즙과 과일즙을 이용한 치료법

어린이와 청소년은 적정비율로 상용할 것

　다음의 각 질병들에 대하여 최대의 효과를 나타내는 생즙을 쉽게 알수 있도록 생즙에 대한 여러 가지 혼합법을 제시한다.
　각각의 질병난에 소개된 생즙의 번호는 혼합즙의 목록에 붙여진 처방번호에 해당된다.
　어른의 경우 예시한 대로 매일 한 가지의 혼합즙을 적어도 한파인트씩 아니면 수가지의 혼합즙을 수 주일간 마시면 눈에 띨 정도로 좋은 효과를 얻을 수가 있다.
　각 질병과 관련하여 표시한 생즙법은 우리들의 경험에 따라 최대한의 효과를 볼 수가 있는 것으로 짰으며, 특히 큰 글씨로 표시한 생즙이 더욱 유효하다. 물론 그렇게 표시하지 않은 생즙의 효과도 크다. 또한 거기에 관계가 없는 생즙을 마셔도 유효한 것이 증명되었다. 가능하면 처방법에 따른 생즙을 적어도 매일 한 파인트씩 마셔야 한다.

  예를 들어서 관절염 환자의 경우 처방전 22번의 그레이푸르트즙을 매일 한 파인트씩 마시고, 처방전 61번의 당근과 시금치 혼합즙을 한파인트씩 마셔야 하며 37번의 당근과 셀러리 혼합즙도 한 파인트씩 마셔야 한다.

  결국 하루에 4파인트의 생즙을 마시게 되는 셈인데, 그렇게 하면 대개 얼마간의 기간이 지나면 느낄 수 있을 정도로 좋아진다. 거기에다 30번의 당근, 비트, 오이의 혼합즙을 더하여 마시면 대단히 유효해진다.

  이들 생즙을 하루 동안에 한 두 시간의 간격을 두고 마셔야 한다. 생즙을 혼합시키면 각각 갖고 있는 화학적 작용이 변하여 완전히 달라지므로 혼합즙이 단독즙보다 효과가 더 크다는 것을 알아야 한다.

  생즙에 대한 지식이 적은 사람들이 믿지 못할 정도로 혼합즙의 효과가 크다는 것을 우리들은 경험으로 알게 되었다.

  어떤 질병이나 증상을 치료하려면 그러한 것을 제거시키기 위해서는 무엇이 원인인지를 알아내어 단독즙이나 혼합즙을 선택해야 한다. 예를 들어 관절염의 경우 가장 효과가 있는 것으로 판명된 여러 가지의 처방을 제시했는데, 관절염이 생기는 원인은 오래도록 쌓여온 원망과 분노, 그리고 관절 연골에 오래도록 쌓여온 무기칼슘의 덩어리 때문이라는 것을 알게 되었던 것이다.

　연골이 침해를 받으면 무기칼슘을 끌어들이는 자력이 생겨 혈액은 다른 부위를 제치고 거기에만 무기칼슘을 축적시키는데 마치 치질의 경우 거기에만 노폐물을 버리는 것과 같다.

　관절염의 경우 연골과 인대를 경화시키고 치질의 경우엔 응고된 혈액섬유소를 형성시킨다. 이 두 경우 모두 무기성 칼슘이 들어 있는 음식을 먹기 때문에 발생한다는 것은 의심의 여지가 없다.

　관절염의 뿌리가 깊어지면 점차 악화되어 마침내는 뼈가 찌그러지기까지 한다. 관절염에 걸리게 되면 처음에는 짧거나 긴 간격을 두고 때때로 날카로운 고통을 느끼게 되다가 관절이 부어오르게 되는 것이 대체로 첫 증상이다. 무기칼슘으로 덮어지면, 계속 그렇게 되어가면서 무기칼슘의 축적이 쌓여간다.

　이 무기칼슘의 덮개를 없애는 요소의 하나는 포도에 있는데, 포도에 함유된 유기질의 살리실기산이 그것을 없애버린다. 따라서 매일 포도즙을 한 파인트씩 마시면 이들 침입자의 축적물을 없애준다. 그러나 통조림을 한 포도즙은 효과가 없는 것으로 판명되었다.

　윈터그린winter green 기름은 강하게 스며드는 기를 가졌으며 살리실기산이 많이 함유되어 있다. 흔히 이 기름을 발라서 고통을 줄이는데, 그것은 연골과 관절을 청소해 주기도 하며 재생을 시켜주기도 한다.

　그러나 무기칼슘을 없애는 것은 관절염을 고치는 방법의 첫단계일 뿐이다. 분노와 원망을 가지고 있음을 인정하여야 하며 그것을 없애기는 매우 어렵다. 사실은 관절염을 고치려면 그 원망과 분노를 먼저 없애야 한다. 그리고 무기칼슘을 체내에서 배출시켜야 하는데, 그렇게 하기 위해서는 매일 셀러리즙을 한 파인트씩 마셔야 한다. 거기에는 무기칼슘을 녹여내는 나트륨이 많이 포함되어 있다. 혈액과 임프액은 그 노폐물을 장으로 운반시킨다.

  이 운반력을 높여주기 위하여 당근과 시금치 혼합즙을 한 파인트씩 마셔야 하는 것이다. 이 혼합즙은 대장과 소장의 신경과 근육에 영양을 주는 역할을 한다.

  당근과 셀러리 혼합즙을 매일 한 파인트씩 마시면 연골과 관절을 재건, 재생시켜서 정상의 상태로 회복시켜 준다. 이 치료의 과정에서 대개 고통을 느끼는데 보통 때보다 더하다.

  우리는 많은 환자들이 이 과정을 이겨내고 마침내 전보다 훨씬 더 활동적인 사람이 되는 것을 보아 왔다. 실천을 하려면 의지가 있어야 하며 환자의 건강에 관심을 가진 주위 사람들의 협조가 있어야 하는데 결과는 그만한 가치가 있었음을 보여준다.

  백신, 약, 온열요법, 전기요법, 그리고 전통적인 요법들, 이 모든 요법이 치료법으로 효과가 없다. 아픔을 없애주는 것이 원인을 치료시키는 것이 아니다.

  인체가 영양의 기본법칙을 어긴 결과로 고통을 받게 되면 체내의 찌꺼기와 노폐물을 씻어내고 신선한 생야채와 과일의 살아있는 유기질을 공급하면 에너지와 활력을 얻는 데에 반드시 도움이 된다. 이와 같은 영양을 잘 짜여진 신선한 생즙으로 공급을 하면 그 결과는 훨씬 더 빨리 올 것이며, 만일 원망과 분노까지 의식에서 지워낼 수만 있다면 그 효과는 더욱 좋아질 것이다.

  역자주 : winter green. 북미주의 철쭉과의 상록수류. 또는 그것으로 짠 기름.

처 방 표

1. 당근
2. 칼륨(당근, 셀러리, 파슬리와 시금치)
3. 비트와 그 잎
4. 방울 양배추 brussel sprout
5. 양배추
6. 셀러리
7. 오 이
8. 민들레
9. 엔디브(치커리)
10. 피 망
11. 겨자무와 레몬
12. 상 추
13. 파슬리
14. 무와 그 잎
15. 시금치
16. 줄기콩
17. 순무와 그 잎
18. 미나리
19. 자주개자리
20. 사 과

21. 야자

22. 포도

23. 레몬

24. 오렌지

25. 석류

26. 당근과 비트

27. 당근, 사과와 비트

28. 당근, 비트와 셀러리

29. 당근, 비트와 야자

30. 당근, 비트와 오이

31. 당근, 비트와 상추

32. 당근, 비트와 상추와 순무

33. 당근, 비트와 시금치

34. 당근과 양배추

35. 당근, 양배추와 셀러리

36. 당근 양배추와 상추

37. 당근, 셀러리

38. 당근, 셀러리와 엔디브

39. 당근, 셀러리와 상추

40. 당근, 셀러리와 파슬리

41. 당근, 셀러리와 무

42. 당근 셀러리와 시금치

43. 당근, 셀러리와 순무

44. 당근과 오이

45. 당근과 민들레

46. 당근, 민들레와 상추

47. 당근, 민들레와 시금치

48. 당근, 민들레와 순무

50. 당근, 엔디브

51. 당근, 피망

52. 당근, 상추

53. 당근, 상추와 자주개자리

54. 당근, 상추와 오이

55. 당근, 상추와 시금치

56. 당근, 상추와 줄기콩

57. 당근, 상추, 줄기콩과 방울양배추

58. 당근, 상추와 순무

59. 당근과 파슬리

60. 당근과 무

61. 당근과 시금치

62. 당근, 시금치, 순무

63. 당근과 순무

64. 당근, 순무, 미나리

65. 당근, 미나리

66. 당근, 자주개자리

67. 당근과 사과

68. 당근과 회향

69. 당근과 야자

70. 포도, 레몬과 오렌지

71. 당근과 오렌지

72. 당근과 석류

73. 당근, 상추와 석류

75. 양배추와 셀러리

76. 셀러리, 오이, 파슬리와 시금치

77. 셀러리, 오이와 순무

78. 셀러리, 민들레와 시금치

79. 셀러리, 엔디브와 파슬리

80. 셀러리, 상추와 시금치

81. 셀러리, 시금치와 파슬리

82. 셀러리와 줄기콩

83. 방울양배추와 줄기콩

84. 당근, 방울양배추와 줄기콩

85. 당근, 아스파라거스와 상추

86. 당근, 무 미나리

87. 당근, 파스닙, 감자와 미나리

02
처방

　다음의 생즙처방은 영양화학 과학연구소의 노웍실험실의 협조로 만들어졌으며, 생즙은 특수 생즙기로 짜야 한다. 이 처방은 상기 연구소가 생즙처방에 대하여 많은 경제적 비용과 노력을 기울여 연구한 결과이다.

　이와 같은 만족스러운 결과는 전기분쇄수압기로 짠 생즙을 혼합시켜 사용한 데서 얻었다는 것을 반드시 기억해야 한다. 이러한 기계로 착즙을 하면 채소와 과일에서 비타민류, 미네랄, 그리고 다른 활성화된 원소들을 더 얻어내고, 다른 방법으로 짠 것에 비하여 효소를 더 완벽하게 섭취 할 수가 있다.

　만일 다른 생즙기로 착즙을 할 때에는 제시한 양보다 훨씬 더 늘려야 한다는 것이 판명되었다.

　하여간 신선한 생즙이라면, 마시지 않는 것보다는 마시는 쪽이 낫다. 인간은 동물중에서도 가장 높은 세계에 속해 있다. 인간은 자유의지를 가졌으며, 그것을 사용할 수 있고 개발시킬 수가 있는 능력을 지니고 있다. 인간이 자연의 법칙을 어기고 있더라도 만일 필요하다면 하느님이 그를 구하여 죽지 않게 할 것이다.

우리 생에서의 기본 목표는 방대한 지식을 얻는 것이며, 또한 현명하게 그 지식을 따르는 것이다.

우리들이 현명하게 살지 않는다면 장수를 해본들 무슨 가치가 있겠는가. 우리는 지혜를 가르칠 수는 있어도 남이 지혜를 배우게 할 수는 없다. 건강을 얻고 유지하는 법이 배우기가 너무 어렵고 또한 배웠으나 실천하기가 어려운 사람들은 자신이 무덤으로 가기가 멀지 않다고 열심히 믿는 쪽이 더 쉬울 것이다.

인체의 해부와 인체기능의 생리에 대하여 공부를 했든 하지않았든 생야채즙을 먹은 경험이 있는 의사를 사귀어서 자신의 건강을 체크받고 건강에 대하여 그의 도움을 받는 것이 최선의 길이다.

이 책에서 이제까지 언급한 내용에 대해 주의깊게 공부했다면 확신과 지혜를 가지고 자연요법을 실천하면 될 것이며, 그 요법은 이제까지 많은 사람들에게도 도움을 주었다.

단독즙이 제시된다면 자연히 혼합즙이 없다. 아래의 일괄표에 포함되어 있지 않다면 그것은 단독즙의 경우이다.

다음의 표에서 제시하는 혼합법과 혼합비율을 계속하여 따라하면 매우 유효하다. 단독즙의 번호는 이미 앞에서 제시하였다.

1파인트 – 16온스(1온스 – 2흡 6작)씩을 만든다.

#2.	당 근	7온스
	샐러리	4온스
	파슬리	2온스
	시금치	3온스

#11. 레몬 한 개로써 1/4파인트를 만들고 빻아서 압착하지 않은 양고추냉이를 첨가한다.

#26.	당 근	13온스
	비 트	3온스(비트는 뿌리와 잎을 쓰라)
#27.	당 근	7온스
	사 과	6온스
	비 트	3온스
#28.	당 근	8온스
	비 트	3온스
	샐러리	5온스
#29.	당 근	11온스
	비 트	3온스
	야 자	2온스
#30.	당 근	10온스
	비 트	3온스
	오 이	3온스
#31.	당 근	9온스

비 트	3온스
상 추	4온스
#32. 당 근	7온스
비 트	3온스
상 추	4온스
순 무	2온스
#33. 당 근	10온스
비 트	3온스
시금치	3온스
#34. 당 근	11온스
양배추	5온스
#35. 당 근	7온스
양배추	4온스
셀러리	5온스
#36. 당 근	8온스
양배추	4온스
상 추	4온스
#37. 당 근	9온스
셀러리	7온스

(**주의** : 셀러리의 잎을 쓸 때는 당근 10온스와 셀러리 6온스의 비율로 한다.)

#38. 당 근	9온스

셀러리	5온스
엔디브	2온스
#39. 당 근	7온스
셀러리	5온스
상 추	4온스
#40. 당 근	9온스
셀러리	5온스
파슬리	2온스
#41. 당 근	8온스
셀러리	5온스
무	3온스
#42. 당 근	7온스
셀러리	5온스
시금치	4온스
#43. 당 근	8온스
셀러리	6온스
순 무	2온스
#44. 당 근	12온스
오 이	4온스
#45. 당 근	12온스
민들레	4온스
#46. 당 근	9온스

민들레	3온스
상 추	4온스
#47 당 근	10온스
민들레	3온스
상 추	3온스
#48. 당 근	11온스
민들레	3온스
순 무	2온스
#49. 당 근	13온스
엔디브	3온스
#50. 당 근	7온스
셀러리	5온스
엔디브	2온스
파슬리	2온스
#51. 당 근	12온스
피 망	4온스
#52. 당 근	10온스
상 추	6온스
#53. 당 근	9온스
상 추	4온스
자주개자리	3온스
#54. 당 근	7온스

	상 추	5온스
	오 이	4온스
#55.	당 근	8온스
	상 추	5온스
	시금치	3온스
#56.	당 근	9온스
	상 추	4온스
	줄기콩	3온스
#57.	당 근	6온스
	상 추	4온스
	기콩	3온스
	방울양배추	3온스
#58.	당 근	10온스
	상 추	4온스
	순 무	2온스
#59.	당 근	12온스
	파슬리	4온스
#60.	당 근	11온스
	무	5온스
#61.	당 근	10온스
	시금치	6온스
#62.	당 근	8온스

시금치	4온스
순 무	2온스
양갓냉이	2온스
#63. 당 근	12온스
순 무	4온스
#64. 당 근	10온스
순 무	3온스
양갓냉이	3온스
#65. 당 근	12온스
양갓냉이	4온스
#66. 당 근	12온스
자주개자리	4온스
#67. 당 근	9온스
사 과	7온스
#68. 당 근	9온스
회향	7온스
#69. 당 근	13온스
양 자	3온스
#70. 포 도	6온스
레 몬	3온스
오렌지	7온스
#71. 당 근	11온스

	오렌지	5온스
#72.	당 근	11온스
	석 류	5온스
#73.	당 근	9온스
	비 트	3온스
	석 류	4온스
#74.	당 근	7온스
	상 추	5온스
	석 류	4온스
#75.	양배추	5온스
	셀러리	11온스
#76.	셀러리	8온스
	오 이	3온스
	파슬리	2온스
	시금치	3온스
#77.	셀러리	10온스
	오 이	4온스
	순 무	2온스
#78.	셀러리	8온스
	민들레	4온스
	시금치	4온스
#79.	셀러리	11온스

	엔디브	2온스
	파슬리	3온스
#80.	셀러리	7온스
	상 추	5온스
	시금치	4온스
#81.	셀러리	10온스
	시금치	4온스
	파슬리	2온스
#82.	셀러리	12온스
	줄기콩	4온스
#83.	방울양배추	7온스
	줄기콩	9온스
#84.	당 근	6온스
	방울양배추	5온스
	줄기콩	5온스
#85.	당 근	8온스
	아스파라거스	4온스
	상 추	4온스
#86.	당 근	8온스
	무	4온스
	양갓냉이	4온스
#87.	당 근	6온스

파스닢	4온스
감 자	4온스
양갓냉이	2온스

* **주의** : 비트, 민들레, 무, 순무는 뿌리와 잎을 함께 쓴다.

　당근을 쓸 때에 잎이 나기 시작하는 둥근 부위에서 2분의 1인치를 잘라내고 꼬리부분도 잘라내야 한다. 농약을 씻어내기 위하여 많은 양의 차가운 물을 흐르게 하여 채소를 씻어야 하며 필요하다면 거친 솔을 이용하여야 한다.

5장
채소와 과일의 성분과 함량

채소

파운드당	그램				합성물질			비타민 밀리그램	
	증류수	단백질	탄수화물	지방	비타민 A	비타민 C	티아민	리보플라빈	나이아신
자주개자리	393	14	45	.03	199760	799	22.70	187	.49
아티초크	363	10	77	.51	200	35	1.10	.32	7.10
아스파라가스	426	6,.40	12.70	.50	2290	84	.46	.51	3.90
콩	380	17.75	38	1	100	0	2.50	.90	10.15
리마콩	310	35	100	3	1500	200	1.18	.60	6.85
줄기콩	400	16	32	.90	3000	100	.38	.50	2.40
비트	399.40	7.20	64.50	1.12	200	62	.18	.37	2.30
브로콜리	405	16.35	26.80	1.35	16000	600	.51	1.03	.50
브러셀 스프라우트	388.50	27.50	36	1.40	3000	525	.63	.97	5
양배추	117	8.65	29	.92	1000	250	.31	.33	1.68
사보이양배추	417	12	25	1.75	1000	200	.30	.30	3.15
당근	395	5	44	.92	60000	70	.36	.29	3.15
콜리플라워	414	12.30	21	1.36	410	400	.50	.50	3.30
셀러리	429	4.90	16.80	.45	1600	62	.18	.19	1.65
근대	417	10	19.20	1.30	27120	132	.25	.72	2.20
골파	409	12	30	2	28000	300	.42	.60	3.60
옥수수	342	15	90	5	2500	95	.80	.65	8.50
오이	435	5.40	13	.45	1400	68	.17	.25	1.12
민들레	389	12.75	40	3.15	70000	190	1.10	1.45	.25
가지	423	5.45	23	1.35	100	75	.26	.26	3.10
마늘	295	30.85	128	.90	20	100	1.30	.45	2.35
양고추냉이	348	14.50	78	1.50	0	500	.38	.02	.05
케일	410	8.60	30	.45	45000	1100	1.15	1.45	12.25
콜라비양배추	408	20	26	.80	200	350	.25	.21	1.65
부추	400	11.30	38	1.36	300	100	.60	.50	3
상추	432	6.30	11.20	1.25	5000	76	.38	.36	1.72
양상추	426	7	19	1.80	10000	115	.38	.52	2.30
겨자잎	423	9.50	17.80	1.60	22220	308	.34	.70	2.70
오크라	410	10	32	1.30	3000	200	.96	1.12	5.30
양파	404	7.20	42	1.20	300	89	.18	.23	1.25
파슬리	387	16.70	37	3	40000	550	.60	1.20	5.50
방풍나물	378	7.80	64	3.50	200	95	.45	.53	1.20
완두콩	378	18	50	7	3850	165	1.62	.78	.05
피망	422	5.40	22	.60	500	600	.38	.38	2.30
감자	359	9.50	84	.60	15	132	.63	.26	8.15
고구마	321	8	122	2.20	39000	200	.62	.43	3.96
무	426	5.40	22	.45	75	176	.21	.20	1.65
시금치	408	15	20	10.50	48000	280	.68	1.15	3.26
순무	414	15	65	.50	40	200	.29	.42	2.95
양갓냉이	423	9.60	12.90	1.20	29000	471	.51	1.09	4.60

미네랄

파운드당	그램											
	칼슘	마그네슘	포타슘	인	유황	철	실리콘	염소	소디움	산소	수소	질소
자주개자리	7.945	1.497	9.08	1.135	1.316	1.589	.0007	1.271	.681	131	262	2.50
아티초크	.14	.12	1.95	.57	.20	.16	.01	.16	.44	121	242	1.60
아스파라가스	.056	.051	.706	.157	.053	.0025	.008	.004	.005	142	286	1
콩	.21	.12	1.70	.41	.52	.01	.01	.09	.13	126.66	252.34	3
리마콩	.20	.50	4.75	.92	.43	.02	.02	.07	.66	103.34	205.66	6
줄기콩	.54	.45	2.30	.47	.92	.01	.01	.51	.13	133.34	266.66	1.68
비트	.32	.18	1.94	.62	.32	.05	.40	.46	.46	133.10	266.20	1.22
브로콜리	.46	.11	1.75	.73	.68	.05	.10	.25	.43	135	270	2.63
브라셀 스프라우트	.13	.13	1.70	1.10	1.93	.03	.01	.15	.02	129.50	259	3.60
양배추	.80	.18	1.92	1.50	1.12	.03	.04	.36	.44	139	278	1.45
사보이양배추	.21	.63	2.65	1.45	.81	.17	.47	.78	.99	139	278	2
당근	.48	.18	1.56	.54	.27	.04	.10	.20	.91	131	262	.85
콜리플라워	.24	.15	1.75	.80	.50	.04	.15	.14	.23	138	276	2.05
셀러리	.64	.22	1.54	.47	.21	.05	.14	.57	2.10	143	286	.90
근대	.367	.271	2.295	.163	.058	.0134	.0312	.063	.613	139	278	1.80
골파	.95	.24	1.50	.68	.56	.07	.01	.19	.19	136.34	272.66	2
옥수수	.08	.41	1.25	1.29	.58	.01	.08	.16	.50	114	228	2.50
오이	.15	.08	.80	.40	.14	.03	.16	.13	.20	145	290	1
민들레	1.70	.70	3.30	.67	.17	.07	.61	.23	.80	129.40	259.6	2.12
가지	.10	.14	1.30	.32	.15	.03	.02	.22	.10	141	282	.91
마늘	.43	.55	2.40	1.20	1.40	.02	.10	.25	.40	98.34	196.66	5.15
양고추냉이	.66	.23	2.30	.42	2.48	.16	1.02	1.02	.04	116	232	2.40
케일	.80	.20	2.30	1	2.41	.04	.01	.29	.15	136.60	273.30	1.50
콜라비|양배추	.80	.57	1.90	.40	.48	.16	.14	.27	.50	136	272	3.60
부추	1.08	.02	2	.75	.34	.30	.44	.30	.35	133.34	266.66	1.90
상추	.70	.30	1.80	.45	.18	.25	.39	.37	.36	144	288	1.05
양상추	.70	.25	1.50	.65	.23	.08	.18	.25	2.09	142	284	1.15
겨자잎	.581	.086	1.197	.159	.62	.0095	.01	.016	.102	141	282	1.60
오크라	.75	.15	1.10	.41	.33	.01	.10	.05	.45	137	273	1.66
양파	.59	.14	1	.40	.15	.12	.45	.08	.09	135	270	1.20
파슬리	1.65	.40	3.50	.75	.90	.03	.17	.19	.40	129	258	2.80
방풍나물	.40	.20	2.70	.82	.63	.02	.76	.84	.08	126	252	1.30
완두콩	.17	.30	1.60	1.20	.58	.01	.01	.15	.12	126	252	3
피망	.30	.54	2.10	.75	.30	.07	.15	.14	.17	141	282	1
감자	.13	.25	2.90	.85	.32	.05	.10	.17	.15	120	239	1.60
고구마	.73	.36	1.45	1.10	.57	.03	.09	.35	.18	107	214	1.60
무	.68	.14	1.45	.50	.30	.12	.04	.40	.96	142	284	.95
시금치	2.15	1.15	3	1.81	1.25	.11	.82	1.14	6.40	136	272	2.50
순무	.65	.21	2.70	.84	.55	.03	.05	.38	.33	138	276	2.50
양갓냉이	1.25	.31	1.60	.80	1.92	.02	.01	.28	.61	141	282	1.60

과일

		합성물질					비타민		
파운드당		그램				밀리그램			
	증류수	단백질	탄수화물	지 방	비타민A	비타민C	티아민	리보플라빈	나이아신
아세로라스	441	1.80	21.80	1.40	2500	7258	.11	.29	1.90
사과	387	1.85	73	2.20	500	43	.16	.13	.60
살구	384	6.35	60	.20	15000	68	.18	.25	3.31
아보카도	336	9.55	25	85	1500	100	.50	.95	7.50
바나나	342	5.85	103	2	1000	60	.23	.29	.30
블랙베리	390	5.75	53.50	2.75	2000	125	.18	.24	2.25
블루베리	378	2.90	63.80	2.10	420	58	.13	.25	1.90
나무딸기	381	3.20	41.30	.56	590	29	.06	.45	3.40
캔털루프멜론	408	3.60	38	.50	15000	183	.24	.18	3.18
카사바	414	2.70	14.70	Trace	70	29	.10	.07	1.40
감로멜론	414	2.30	22	.90	120	69	.13	.09	1.80
머스크멜론	408	3.60	38	.50	15000	183	.24	.18	3.18
체리모야스	330	5.75	48.50	2.60	50	60	.48	.56	6.30
버찌	363	5.68	77.20	1.80	1000	65	.30	.30	2.10
코코넛	219	24	84	127	10	0	.28	.22	2.95
덩굴월귤	405	4.50	43	2	900	100	.21	.12	.52
검은건포도	360	6	75	.30	1400	1000	.25	.26	1
붉은건포도	390	2.59	60	.18	900	300	.20	.25	.50
흰건포도	387	4.50	60	.20	900	300	.20	.25	.50
대추야자	100	9.75	325	5	500	0	.50	.60	12
무화과	360	6.84	86	1.15	550	10	.35	.30	2.15
그래이프프루트	399	2.55	45	.25	600	1325	.25	.18	1.20
포도	387	5.90	56	4.50	850	48	.26	.20	1.65
레몬	408	3.30	24.90	.90	50	161	.13	.06	.40
라임	408	2.70	36.20	.80	50	141	.10	.08	.70
올리브	363	8	12	60	320	10	.10	.09	.10
귤	395	6.84	37	.90	1.50	275	.62	.32	2.18
파파야	399	2.50	46	.50	10000	300	.30	.27	1.75
복숭아	405	3.20	43	.35	7500	58	.14	.33	6.30
배	384	3	64	2	200	28	.12	.25	.76
감	363	2.70	75.10	1.50	10330	42	.11	.08	.40
서양오얏	369	3.20	81	.05	1750	45	.23	.22	3
서양자두	366	4	80	.20	7200	20	7.30	.80	7.25
석류	348	1.30	41.70	.80	Trace	10	.07	.07	.70
호박	408	3.20	20.60	.30	5080	30	.14	.35	1.80
검은나무딸기	381	6.40	60	6	20	100	.21	.52	4.93
붉은나무딸기	390	5.40	56	2.90	800	152	.19	.53	5
루바브	429	1.20	7.60	.20	200	18	.06	.14	.60
딸기	408	3	36.60	2.20	260	257	.12	.29	2.60
탕헤르귤	396	2.70	38.90	.70	1410	105	.20	.05	.40
토마토	427	4.90	19.50	1	5000	150	.38	.30	4
수박	420	2.30	30	.90	3500	90	.18	.20	1.28

미네랄

파운드당	칼슘	마그네슘	포타슘	인	유황	철	실리콘	염소	소디움	산소	수소	질소
						그램						
아세로라스	.045	.049	1.30	.041	.09	.0023	.03	.028	.014	147	294	.32
사과	.28	.56	.63	.25	.11	.05	.29	.05	.45	129	258	.31
살구	.10	.11	1.65	.33	.08	.02	.24	.02	.33	128	256	1.05
아보카도	.45	.50	2.15	1.45	.80	.14	.05	.11	1.50	112	224	1.60
바나나	.08	.27	1.80	.32	.13	.01	.09	.33	.63	114	228	1
블랙베리	.17	.12	1.10	.45	.15	.07	.23	.05	.10	130	260	.95
블루베리	.063	.025	.338	.054	.015	.0042	.0001	.00015	.004	126	252	.45
나무딸기	.086	.082	.386	.086	.017	.0054	.00025	.0002	.005	127	254	.55
캔털루프멜론	.12	.12	1.30	.16	.10	.02	.40	.14	.10	136	272	.60
카사바	.032	.036	.569	.036	.008	.0009	.0002	.0002	.027	136	272	.46
감로멜론	.040	.036	.00717	.046	.005	.0011	.0003	.00025	.034	136	272	.40
머스크멜론	.12	.12	1.30	.16	.10	.02	.40	.14	.10	136	272	.60
체리모아스	.41	.34	2.45	.53	.23	.02	.04	.37	.25	110	220	.93
버찌	.25	.18	1.70	.53	.10	.07	.30	.05	.07	121	242	.95
코코넛	.45	.50	2.60	2.10	.46	.12	.40	.94	.45	73	146	4
덩굴월귤	.56	.05	.50	.09	.80	.02	.01	.02	.01	135	270	.75
검은건포도	.38	.21	1.10	.60	.20	.16	.09	.03	.34	120	240	1
붉은건포도	.15	.10	1.20	.22	.80	.01	.01	.04	.01	130	260	.43
흰건포도	.03	.09	1.40	.13	.37	.01	.01	.03	.02	129	258	.75
대추야자	.42	.43	3.80	.36	.45	.05	.01	1.41	.36	33.34	66.66	1.60
무화과	.20	.22	.72	.43	.18	.04	.16	.07	.43	120	240	1.15
그래이프프루트	.13	.07	.75	.19	.06	.02	.01	.03	.02	133	266	.42
포도	.28	.13	1.80	.40	.15	.05	.06	.04	.04	129	258	.98
레몬	.079	.0001	.419	.049	.06	.0018	.02	.01	.006	136	272	.85
라임	.126	.10	.389	.069	.06	.0023	.02	.01	.008	136	272	.46
올리브	.42	.02	3	.07	.05	.03	.03	.01	.40	121	242	1.60
굴	.55	.13	1.15	.30	.13	.03	.02	.03	.06	131.66	263.34	1.15
파파야	.15	.25	1.15	.47	.15	.02	.02	.12	.20	133	266	.40
복숭아	.26	.08	1.12	.34	.18	.03	.01	.05	.17	135	270	6
배	.15	.09	.85	.25	.09	.02	.03	.01	.16	126	252	10
감	.023	.030	.663	.099	.10	.0011	.0001	.00015	.023	121	242	.47
서양오얏	.31	.27	1.80	.47	.12	.10	.08	.01	.02	107	213	14
서양자두	.40	.17	1.50	.68	.11	.10	.06	.02	.33	122	244	.65
석류	.008	.0045	.658	.02	.00002	.0008	.01	.03	.008	116	232	.23
호박	.067	.038	1.08	.14	2.30	.0025	.075	.60	.003	136	272	.55
검은나무딸기	.15	.15	.95	.30	.70	.05	.08	.18	05	127	254	1.50
붉은나무딸기	.22	.10	1.10	.29	.75	.05	.12	.20	.13	130	260	.90
루바브	.196	.033	.512	.037	.0047	.0016	.007	.014	.004	143	286	.21
딸기	.091	.052	.714	.091	.026	.0044	.098	.013	.004	136	272	.50
탕헤르귤	.134	.035	.423	.06	.032	.0013	.0032	.0033	.007	132	264	.65
토마토	.30	.37	2.20	.29	.14	.03	.05	.38	.89	142	284	.80

6장
질병별 처방

01
질병별 처방

　법에 의하여 의사의 처방이 없이 생즙을 이용할 수가 없다. 가능하면 약, 혈청, 주사 등을 쓰지 않고 장청소, 신선한 생야채와 과일즙, 식사법을 쓰는 것이 좋은 것을 잘 아는 의사를 찾으라.
　(**역자주** : 큰 글씨로 표시한 것이 더 유효하다)

　주의 : 면허를 받은 의사가 아니면 어떤 병이든 진단을 하고 처방을 내리는 것은 위법이다.
　다음의 여러 질병에 대한 처방은 치료법에 대한 안내서로서 관계자들에게 정보를 제공하는 것이다. 이 처방은 오랫동안의 경험에 의한 것이지만 치료법으로 절대적인 것은 아니다. 이들 처방법은 본 저자와 의학박사 R. 포프R.dpope와의 공조로 완성된 광범위한 연구의 결과이다. 자세한 처방은 다음과 같다.

■ 애시도시스 acidosis : 61, 30

　인체가 중독된 상태이며 대체로 장에 노폐물과 썩은 물질이 오래 쌓여 있는 결과이다. 주로 농축된 전분, 설탕제품과 육류 중심의 정통식사를 한 당연한 결과이다. 이의 치료에 소다중탄산염(중조)을 사용하는데 현명하지 못하며 근시안적이다. 그 무기물질은 시간이 지나면 뇌에 쌓여 뇌를 상하게 한다. 그런 후에 눈동자의 윗부분에 은회색의 초승달 모양으로 나타난다. 정확한 치료법은 시금치 항에 나와 있다. 이 질병은 또한 정신의 부조화에서도 일어나는데, 원망과 분노, 걱정, 노함, 두려움, 질투, 시기 등이 원인이 된다. 이 병을 고치려면 우선 마음을 다스려 평안을 유지하고 휴식을 취하는 법을 배워야 한다.

■ 좌창(여드름 등, acne) : 61, 1, 55

　체내에 쌓여 있는 불순물이 피부를 통하여 나오려는 현상이다. 애시도시스의 한 현상이기도 하다. 원인을 제거하기 위하여 자연요법을 하지 않고 연고 등의 약이나 X-레이 등에 의지해서는 안된다.

■ 애디손병 addisons disease : 3, 6, 12
　양상추 (romaine letluce만 취할 것) : 25, 74, 80

　인체에 활성 유기나트륨이 결핍되고 일반적으로 체내에 노폐물이 많이 쌓여 있어서 부신을 상하게 하여 생기는 질병이다. 죽은 가축의 부신에서 취한 추출물을 주사하는데, 그것으로 고쳐지지 않는다. 나트륨이 많고 칼륨이 적은 생식을 엄격하게 취하면 크게 효과를 본다. 양상추가 특히 좋다. 양상추항을 참조하라.

■ 아데노이드병 adenoids : 61, 1

  우유와 전분질, 설탕제품을 너무 과식하여 조직에 점액질이 많이 쌓이고 장하부에 노폐물이 쌓여서 인후, 편도선, 아데노이드(인두편도) 조직에 염증이 생기거나 조직이 확대된 병이다.

■ 단백뇨 albuminuria : 61, 30, 29, 1, 40, 59

  오줌에 단백이 나오는 병이다.

■ 알레르기 allergy : 61, 30, 1

  인체내에 과도한 노폐물이 쌓여 있는 경우 그것을 자극하는 음식을 먹었을 때 불쾌감을 갖거나 자극을 느끼는 현상이다. 예를 들어서 딸기 알레르기라고 하면 딸기가 체내의 독을 흔들어 대는 것을 말하며 때로는 두드러기가 일어나기도 한다.

■ 빈혈 anemia : 61, 68, 2, 28, 30, 25, 29, 31, 46, 55, 48, 85

  통조림류, 전분, 살균한 우유 등 칼슘을 비롯한 원소들이 비활성화된 음식을 장기적으로 먹어서 적혈구나 피를 붉게 하는 물질이 결핍된 상태이다. 한 때에는 간추출물을 먹거나 주사로 맞으면 치료가 된다고 믿었다. 이 추출물이 신장에 해를 주어 많은 사람들이 희생을 당했다. 빈혈에 걸리면 조만간 브라이트병(역자주 : 신장염 bright's disease의 일종)에 걸리게 된다.

■ 협심증 angina pectoris : 61, 2, 30

혈액에 있는 불순물 때문에 심장판막이나 심근육에 장해가 일어나는 것이며, 흔히 장에 찬 가스의 압력에 의한 결과로 일어난다.

■ 실성증 aphonia.失聲症 : 61, 1, 48, 53

말을 할 때에 조음력調音力을 상실한 질병이다.

■ 중풍 apoplexy : 61, 62, 2, 28, 39

오래도록 전분질과 미식을 많이 하여 혈관에 무기칼슘과 같은 노폐물이 쌓여서 뇌의 혈관압이 올라가 마비 발작이 일어나는 것이다. 장하부에 노폐물이 꽉 차서 거기에서 쏟아지는 독을 뇌가 계속 흡수하게 되는 것이 중풍에 걸리게 되는 원인중의 하나이다. 매일 관장을 하고, 매일 생즙을 최소한 2 쿼터씩 마시면 매우 좋아진다.

■ 충수염 (appendicitis,맹장염) : 1, 2, 30, 61

노폐물이 장내에 많이 쌓이고 정체되어 충수에 발생한 염증이다. 맹장은 하나의 선이며 거기에서 나오는 분비물은 결장이나 대장내의 과잉된 부패와 병을 일으키는 박테리아의 활동을 중화시킨다.

그러나 그 분비물이 소장이나 소화관에 가면 나쁜 영향을 주게 된다.

 필요없이 외과수술을 하지 말고 장세척을 하여 좋은 결과를 얻도록 해야 하는데, 증상의 경중에 관계없이 15분이나 30분 정도의 간격으로 계속 관장을 하여 노폐물을 배설시키면 위험과 고통이 멎어진다. 보호의 역할을 하는 이 선의 자연적인 목표를 이해하여 맹장을 제거시키지 않는 의사를 찾아서 진단을 받아야 한다.

■ **동맥경화증** arteries, arterioscerosis 등 : 61, 2, 80, 28, 55

 활성화된 유기칼슘이 부족하고 무기칼슘이 많은 음식을 취하면 혈관이 탄력을 잃게 되고 정맥혈관에 피가 응고하게 된다.

 무기칼슘이 쌓이게 되면 혈관의 탄력적인 벽을 딱딱하게 만들어 버린다.

 자연만이 이러한 상태를 고쳐주는데, 환자의 최선을 다하는 협력이 있어야 한다.

■ **관절염** arthritis : 22, 61, 6, 37, 30

 농축된 전분질을 너무 많이 먹어서 관절의 연골에 무기칼슘이 많이 쌓여서 생긴다. 관절염에 대하여 언급한 장을 읽으라.

■ **천식** asthma : 61, 11, 37, 60, 40

 기관지에 점액질이 너무 많이 쌓여서 호흡을 하기가 극도로 어려운 상태이다. 자연의 원리를 따르기만 하면 점액질을 형성시키는 음식을 먹고 마셔서 받은 벌에서 스스로 해방이 될 수가 있다.

　천식에서 완전히 벗어나더라도 흰빵, 우유제품, 우유 등을 많이 먹으면 쉽게 천식증에 다시 걸리게 된다. 실제로 진한 전분제품, 우유제품, 치즈 등 무엇이든 많이 먹게 되면 이 적을 다시 초청하게 된다. 알레르기 검사, 만병통치약, 환경조사 등은 대단히 유효한 것 같으나, 사실은 사태를 악화시킨다. 천식의 원인은 점액질이다. 양갓냉이 항을 읽으라.

■ 난시 astigmatism : 1, 61, 30, 50

　시신경조직으로 가는 영양에 활성화된 유기원소가 부족하여 눈의 조건이 완전하지 못하게되어 시력의 장애가 일어난 상태이다. 조직이나 선에 노폐물이 쌓이면 눈에 바로 영향을 미친다. 간, 담낭, 췌장, 갑상선, 결장 등의 기능이 약해지면 시신경조직의 기능저하를 일으키는 직접적인 역할을 하게 된다.

■ 무좀 athlete's foot 水蟲 : 61, 30, 1

　백선균이 번식하는 상태로서 특히 발의 호흡이 잘 되지 않을 때에 극한의 산성상태가 되는 발끝의 발가락 사이에 심하게 번식한다. 무좀균은 산성독이 빠져 나갈 수가 없는 딱딱한 가죽구두 속에서 발이 산성화되어 있는 한 다른 백선균들을 끌어 모아 번식하게 된다.

　이 백선균들을 쫓아내려면 가능한 발의 통풍을 많이 시켜야 한다. 샌들을 신으면 발의 통풍은 물론이고 신체의 전체 생리에도 아주 좋다. 비가 오는 날이나 눈이 잦은 날에도 가죽신이나 고무신을 신기보다 샌들을 신는 것이 더 좋다고 알려져 있다.

■ 등의 아픔 backache, 등통 : 61, 30, 1, 2

등의 통증을 일으키는 원인은 한 두가지가 아니다. 이 증세를 고칠 수 있는 가장 효과적인 방법은 자연요법을 이해하고 등뼈를 맞출줄 아는 훌륭한 정골요법사나 정체요법사를 만나는 것이다. 그 요법사들은 등의 통증을 일으키는 원인이 요통, 변비, 등뼈나 두개골의 부탈 중 어느 것 때문에 일어나는 지를 알 수가 있다.

■ 야뇨증 bedwetting : 30

아기의 야뇨증은 두 세 살이 지나는 동안 사라져야 한다. 아기가 두 세 살이 지난 후에도 계속해서 밤에 오줌을 누게 되면 낮에는 많이 먹이되, 오후 4시 이후에는 일체 마실 것을 주지 말아야 한다. 밤에 오줌을 싸는 시간을 기록해 두었다가 다음 날 밤 그 시간의 10~20분 전에 깨워서 오줌을 누이고 스스로 그렇게 할 수 있게 길을 들인다.

삶은 시금치나 대황을 먹이면 야뇨증이 계속되는데 그 음식에 있는 무기수산이 쌓여 신장을 자극시켜 과로하게 하기 때문이다.

■ 담즙이상 biliousness : 61, 30, 40

체내에서 지방질이 충분히 소화가 되지 않아 과도하게 발효를 한 결과로 간에서 담즙의 분비가 잘 이루어지지 않아 일어나는 현상이다. 맥주 등의 알콜음료는 간을 약화시키고 소화기능에 만성적으로 불균형을 유발시키는 경향이 있다. 기름에 튀긴 음식이나 지방이 많은 음식은 담즙 이상을 잘 일으키게 한다.

■ **방광장해** bladder trouble : 30, 61

완전히 소화가 되지 않아 과도한 산을 축적시키는 음식을 먹어서 일어나는 현상인데, 육류와 시금치, 대황 등을 삶아서 먹으면 무기수산이 쌓이게 되어 방광을 자극시키게 된다.

계속해서 이와 같은 음식을 먹으면서 축적된 결정체가 쌓이게 하면 새로운 것이 형성되어 간다. 이 물질을 떼어내기 위하여 태우거나 자르거나 X-레이나 라듐처리, 혹은 약물치료를 하여도 그 원인을 제거시킬 수는 없다. 그렇게 하면 좋아지기보다 반대로 더욱 심각한 상태를 유발시키게 된다.

농축된 전분식품을 많이 먹는 것도 이러한 사태가 일어나게 한다. 방광에 일어나는 염증은 오줌이 정상적으로 나오지 못하게 하여 방광벽을 상하게 한다.

이러한 상태를 방광염이라고 부른다. 방광내에 방광결석이 생기기도 하고 신장에서 발생한 결석이 방광으로 옮겨오기도 한다. 신장결석 장을 보라. 남성에 발생한 방광장해는 전립선의 장애에서 나타나는 경우도 많이 있다.

■ 눈이 멀어지는 것 blindness

　백내장항을 보라. 그리고 엔디브즙항을 읽어보라.

■ 고혈압 blood pressure,high : 61, 2, 30, 15

　혈관에 불순물이 쌓인 결과로 일어난다. 혈관에 불순물이 들어가는 경로는 첫째, 피하주사를 맞거나 약을 먹었을 때, 아니면 다른 경로를 통하여 약을 취했을 때이다., 두 번째는 요리한 음식이나 가공식, 특히 진한 전분질이나 설탕제품을 먹어서 혈관에 무기질의 원소가 쌓이기 때문이다. 세 번째는 배설기관과 배설경로에 노폐물이 정체하기 때문이다.

　한 가정에서 여러 가족이 고혈압에 걸리는 경우가 있는데 그럴 경우 보통 유전이라고들 한다. 그러나 그것은 틀린 생각이며, 고혈압은 유전되지는 않는다. 또 어머니가 무기 음식을 먹는 탓으로 혈관이 나빠지는데 그러한 버릇이나 혈액을 자녀들에게 유전의 선물로 안겨준다고 우리들은 믿고 있다. 가족간의 유전이라는 것은 오로지 전 가족이 습관적으로 즐겨 먹는 음식의 종류와 질일 뿐이다. 한 가족이 주로 요리식과 가공식품, 특히 대부분 진한 전분질의 음식을 취한다면 영양의 결핍으로 그 가족의 전부는 아닐지라도 대부분의 가족이 고혈압에 걸리는 것은 당연한 일이다.

■ 저혈압 blood pressure, low : 61, 2, 30, 1, 15

　저혈압이 발생하는 원인은 일차적으로 주로 조리식과 가공식에 의존하기 때문이며 적혈구를 빠르게 그리고 효과적으로 재생시킬 수가 있는 야채즙을 식사에서 제외시키기 때문이다. 또 하나의 심각한 이유는 적당하게 충분히 휴식을 취하지 않는 것이다. 밤 10시 전에 한 시간을 자는 것은 아침에 두 시간을 자는 것보다 훨씬 더 효율적이다. 흡연과 음주는 고혈압이나 저혈압의 주 원인이 된다.

■ 부스럼 boils : 61, 30, 55

혈관에 불순물이 쌓여 화농성의 고통스러운 부스럼이 일어나는데 땀샘이나 모낭을 통하여 세균의 감염이 일어난다. 설파제 등의 약을 사용하면 위험스러운 부작용을 일으킬 수가 있다. 부스럼은 피부전염병은 아니며 단순히 인체가 다른 배설기관을 통하여 노폐물을 배설시키지 못하기 때문에 피부를 통하여 나오는 것이다. 배설통로가 노폐물의 축적으로 막혀 있거나 적당한 영양과 주의의 부족으로 배설기관이 약해져 있기 때문에 이러한 현상이 일어나게 된다. 인체에서 주된 배설기관들이 노폐물을 배설시키지 못하면 인체의 가장 거대한 배설기관에게 도움을 청하게 된다. 그 배설기관이 피부와 땀구멍이다.

■ 보툴리누스 botulism, botulinus균에 의한 중독(주로 썩은 소세지 등에서 나옴) : 15, 66

보툴리누스균이 열에 의하여 서서히 죽어가면서 뿜어내는 지독한 독소가 있는 음식에 중독된 상태이다. 보투리누스균이 독을 쏘아대는 것은 마치 스컹크가 자극을 받으면 우리들이 잘 아는 액체를 쏟아내는 것과 똑같다.

열을 충분히 가해서 균을 완전히 죽이지 않고서 만든 통조림 식품에 흔히 있는 지독한 독이다. 소시지, 육류, 훈제 생선제품에도 들어 있다. 이 식중독에 감염이 되면 의사를 찾으면서 장의사에게도 통지를 하는 것이 좋다는 농담이 있을 정도로 치명적이다. 신선한 생야채즙은 살아 있는 사람들에게 필요한 살아 있는 음식이다.

■ 뇌종양 brain tumors : 62, 61, 30, 40

혈액에 쌓인 불순물이 뇌의 혈관에 응고하여 일어나는 현상이다. 이 종양은 두개골 내에 압력을 높이며 그 위치에 따라 언어, 사고, 인체의 동작을 마비시킨다. 장세척, 관장 등의 정화과정을 무시하고 수술을 하면 환자의 50% 정도는 사망하게 된다.

■ 기관지염 bronchitis : 61, 45, 11, 30, 1, 37, 60, 41

체내에 점액질이 많아서 기관지가 감염된 상태이다. 기관지염은 인체에 노폐물이 과도하게 쌓이면 우리들에게 경고를 해주는 자연의 한 방법인데, 그 경고를 무시하면 자연은 그 노폐물을 태워 없애려고 몸의 온도를 높여 열을 내게 한다.

이 경고를 계속 무시하여 체내를 철저히 정화시키지 않으면 자연은 세균이나 박테리아를 보내어 점액질을 먹게 하여 청소를 시키려고 하는데 그것은 더 큰 통증으로 나타나며, 감기, 인플루엔자, 폐렴이 된다. 환자의 장을 충분히 세척시키고, 관장을 통해, 제독을 시키면 환자는 빠르게 회복이 된다.

■ **점액낭염 bursitis** : 86, 30, 61

연골에 있는 활액이 말라버린 결과로 일어나는 병이다. 매일 에보카도를 먹으면 회복에 도움을 준다.

■ **암 cancer** : 1, 61

농축된 전분과 육류만을 먹기 때문에 상피 세포들이 적당한 유기 영양을 받지 못하여 반쯤 죽은 상태에서 무리를 지어 있거나 보금자리를 틀고 있는 상태이다. 당근즙 항에 암에 대하여 언급되어 있으니 읽어보라. 오래된 원망, 분노 등이 암을 진행시키는 것으로 판명이 되었다.

■ **종창 carbuncles**

부스럼항을 보라.

■ **전신강직증 catalepsy** : 61, 2, 40, 30

신경에 나쁜 영양을 주어 근육이 굳어지는 현상이다.

■ **백내장 cataracts** : 61, 50, 1, 40, 30

시신경과 눈의 근육에 대한 영양분의 공급 부족으로 눈의 수정체에 칙칙한 엷은 막이 쳐지는 상태이다. 수술을 받으면 일시적으로 좋아지기도 한다. 그러나 아무리 훌륭한 기술이라고 하더라도 수술보다는 환자가 마음속 깊이 협조를 한다면 자연이 더 잘 그리고 영구히 치료시켜 줄 것이다. 엔디브즙항을 읽어 보라.

■ 카타르 catarrh : 61, 11, 30, 41, 60

인체가 우유나 농축된 전분을 적당히 동화시키지 못하여 점막에서 많은 점액이 분비되는 것이 원인이다.

■ 수두 chicken pox : 61, 30, 1, 2

우유, 진한 전분, 설탕제품의 소화과정에서 발생한 점액에 수두균이 번식하는 상태이다. 그와 같은 숙주가 없으면 자연히 그 균은 존재할 수가 없다. 만일 어린이에게 우유, 곡류, 빵, 푸딩 등을 먹여서 키운다면 미세한 균들이 -균도 먹어야 산다- 비옥한 토양을 맞게 되어 번식할 것은 당연하다.

균은 살아 있는, 질병을 일으키는 미생물이다. 생물은 음식이 없이는 살아갈 수가 없다. 만일 수두를 일으키는 바이러스가 점액질을 좋아하지 않는다면 자연이 그 점액을 치우기 위하여 다른 바이러스나 균을 보내는데, 그 균의 이름에 따라 다른 어린이 질병이 나타나게 된다. 전분, 곡류, 우유 등은 균이 좋아하는 식품이며, 그러한 병이 생기면, 연고들을 많이 사용하는데 연고가 독을 피부속으로 밀어 넣어서 몸속으로 끌어 들이지만 조만간 그것은 다른 이름을 달고 다시 나타나게 된다. 우리들이 시도했던 여러 실험방법중에서 홍채진단법이 이러한 사실을 가장 잘 밝혀 주었다. 감기 치료에 유효했던 처치법이 수두의 경우에도 아주 잘 듣는다.(감기항을 보라)

(역자주 : 홍채진단법이란 눈의 색깔 등을 보고서 병소를 알아보는 자연건강법이다.)

■ **무도병 chorea or st. vitus' dance : 61, 2, 30, 40**

제독을 시키고(감기항 참조) 신선한 생야채즙과 생과일, 생견과류 등을 먹이면 아주 좋아진다.

(역자주 : St. Vitus : 3세기경 로마 황제로부터 화형당한 순교자로 무도병 환자의 수호 성현)

■ **간경변증 cirrhosis of the liver : 1, 61, 30**

많은 전분질 특히 흰 밀가루음식을 많이 먹어서, 간의 과로가 직접적인 원인이 되어 간의 조직을 경화시키는 것이다.

■ **감기 colds : 61, 11, 30, 41, 60, 23(더운 물에 탈 것)**

카타르와 같은데 독성이나 끈기는 그보다 적다. 장세척과 관장이 몸에서 감기를 쫓는데 기본이 된다. 가능하면 사흘동안 계속해서 위와 같이 제독을 하면 놀라울 정도로 만족스러운 결과를 얻을 수가 있다. 제독항을 읽어보라. 감기 예방법은 의심의 여지없이 아마 가장 간단할 것이다. 고통스럽기는 하나 끈기있게 인체의 점액질과 다른 노폐물을 제거시키는 과정을 거치고, 점액이 없는 생야채와 과일식을 하면서 신선한 생즙을 많이 마시면 감기를 일으키는 원인은 제거된다.

앞에서 언급한 간략하면서도 의미가 깊은 「질병과 처방」난을 바로 다시 읽어보라. 왁진, 약, 피하주사 등은 그것을 취급하는 자들에게는 대단한 이익이 되며, 그러한 것들이 최상의 방법이 아니라는 것을 모르는 사람들에게는 도움을 줄 가능성이 있기는 하다. 「아, 감기가 드셨군요」라고 제목을 붙인 장을 다시 읽어보라.

■ 복통 colic : 61, 30

대개 부적당한 식사를 한 결과로 몸속에 노폐물이 쌓여 위장에 가스가 차서 생기는 고통이다. 생식과 생즙으로 기른 아이는 복통을 일으키지 않는다. 약간의 차이는 있겠으나 관장을 시키면 즉효를 볼 수가 있다.

■ 대장염 colitis : 61, 30, 1

변비와 정신적이거나 체질적인 신경과민에서 오는 장염증으로 소화계를 찢는듯이 아프게 한다. 일차적인 원인은 결장의 기능을 잘하게 하는 살아있는 유기 음식물의 공급 부족에 있다. 무기수산항과 시금치항을 읽어보라. 요리를 한 식품은 죽은 원소로 구성되어 있어서 인체의 세포나 조직에 영양을 줄 수도 없고 재생을 시켜주지도 못한다. 결장의 염증을 진정시키기 위하여 차거운 버터 우유를 쓰는데 적당한 생식품을 먹도록 변화시켜 나가야 한다. 우유는 점액을 형성시킨다는 것을 기억해야 하며 만일 긴급조치로 우유를 사용한다면, 머리를 써야 한다. 조리를 한 식품은 결장의 정상을 도와주는 것이 아니라 그 반대의 역할을 한다.

곱게 빻은 당근, 생야채와 과일을 준비하여 먹으면 크게 도움을 받으며, 신선한 생즙도 많이 마셔야 한다. 광물기름은 무기질이므로 치료에 도움이 되지 않으며, 약은 해롭다. 관장은 대단히 유효하다. 관장이 가장 필요한 사람들로부터 관장에 대한 반대의 소리를 듣게 되는데, 그들은 영양과 배설의 생리에 대하여 충분히 알지 못하기 때문이다. 관장이 습관성이 될 것이라고 두려워 하는 것도 지식의 부족에서 기인한다. 내부적인 것이든 외부적인 것이든 정화는 결코 해가 되지 않는다.

■ **결막염 conjunctivitis : 61, 50, 1, 59**

눈의 점막에 염증이 생긴 것이다.

■ **변비 constipation : 61, 15, 30, 1**

활력이 없는 음식을 과식하여 결장과 위에 있는 신경과 근육이 충분히 협력을 하지 못하여 장의 운동이 느슨해져서 결장에 독(변)

이 많이 차 있는 상태이다. 시금치즙항과 무기수산항을 주의해서 읽어보라.

■ **관상동맥혈전증** coronary thrombosis

혈전증을 보라.

■ **기침** coughing : 11, 61, 30

인체가 호흡기관에 쌓인 점액질을 스스로 구축시키는 작업에서 일어나는 현상이다. 기침약은 대개 더 많은 기침을 하도록 기침을 모아두게 하는 속임수의 약일 뿐이다. 감기항을 읽어보라. 레몬즙이나 레몬즙에 물을 타서 목을 헹구면 기침을 진정시키는 데에 도움을 준다.

■ **경련** cramps : 61, 30

장에 일어나는 경련은 좋지 않은 음식을 먹어서 장에 가스가 발생하여 고통을 주는 것이다. 근육에 경련이 일어나는 것은 과도한 요산이 정체되어 있기 때문이다.

■ **방광열** cystitis : 30, 61, 40, 29, 51

방광에 염증이 발생한 것이다. 방광의 장해항을 읽어보라.

■ **난청** deafness : 61, 11, 40, 41

왕왕 청각기관에 점액질이 쌓여서 일어나는 현상이다. 때로는 청각 기관의 혈관과 신경이 두개골의 압박을 받아서 일어나기도 한다. 크레니오파시craniopathy라고 불리는 두개골조정법의 치료를 받으면 이 상태를 고칠 수가 있다.

■ **뼈가 상하는 것 decay of bone : 61, 48, 55, 46, 1**

우유, 진한 전분음식, 설탕 등을 과식하여 뼈의 조직이 분해되어 일어나는 병이다.

■ **충치 decay of teeth : 61, 48, 55, 46, 1**

치아에 공급해야 하는 음식물에 유기질의 살아 있는 원소가 부족하여 치아가 분해되는 것이다. 우유, 전분음식, 설탕 등을 많이 먹는 것이 충치의 가장 큰 원인이다.

■ **당뇨병 diabetes : 61, 2, 57, 50, 40, 84, 85**

진한 전분음식과 설탕제품을 과식하여 췌장이 함수탄소를 충분히 대사시킬 수가 없어서 일어나는 병이다. 인슐린의 주사에 관해서는 줄기콩즙항을 읽어보라.

■ **설사 diarrhea : 1, 2**

장의 운동이 느슨해진 상태이다. 스스로 장청소를 하지 않으면 자연이 설사를 통하여 청소를 시켜준다.

■ 디프테리아 diphtheria : 61, 2, 40, 30, 47

　디프테이라균이 기관지에 정착하여 번식하기 때문에 생기는 병으로 편도선 제거수술을 한 후에 대개 나타나게 된다. 주로 전분음식을 중심으로 인체에 동화될 수가 없는 생명력을 상실한 음식을 먹어서 체내에서 배설이 되지 않고 쌓이게 되면 이 균의 서식처가 되어 혈액의 흐름을 방해시킨다. 깨끗하고 순수한 인체나 혈액에는 디프테리아 균이 접근을 하지 못한다. 디프테리아에 걸리면 우선 자연적인 정화를 시키고 예방법으로 적당한 유기질의 식사를 해야 하는데 그렇게 하지않고 항독소법이라고 하여 주사를 놓게되면 디프테리아 독소로 인체를 더럽힐 뿐이다. 이러한 치료법을 쓰는 것은 자연이 그 균을 보내는 목적에 대하여 기본적인 이해가 결여되어 있기 때문이다.

■ 현기증 dizziness : 30, 61, 2, 1

　인체의 조직에 노폐물이 축적되어 균형이 깨어져서 일어나는 현상이다. 제독을 시키면 현기증은 사라진다.

■ 수종 dropsy : 61, 30, 29, 40, 59, 11

　신장이 충분하고도 적당하게 걸러내지를 못하여 체내에 수분이 과도하게 차 있는 현상이다.

■ 이질 dysentery : 6, 61, 30, 1

점액질 등의 노폐물이 많이 쌓여 장의 운동이 느슨해져서 일어난다. 이미 언급햇듯이 장세척 등 제독을 시키면서 하루에 2~3쿼터의 신선한 생즙을 마시면 크게 도움을 받는다.

■ **소화불량** dyspepsia : 61, 1, 2, 30, 15

소화관에 산이 너무 많아서 소화불량이 일어난다.

■ **배뇨곤란** dysuria : 30, 1, 40, 59

배뇨가 충분히 이루어지지 않아서 일어나는 통증이다.

■ **습진** eczema : 61, 2, 30, 15

임파선에 산이 과잉하여 피부가 염증상태에 빠진 현상이다. 또한 신장이나 장을 통하여 배설하여야 할 노폐물이 피부구멍을 통하여 배설되는 현상이기도 하다. 부스럼항을 읽어보라.

■ **상피병** elephantiasis : 61, 30, 32, 40

대개 인체에 무기노폐물이 쌓여서 임파선이 감염되어 폐색이 일어난 상태이다.

■ **기종** emphgsema : 87

기종이란 "부풀리다"라는 의미를 갖고 있다. 조직 특히 폐에 공기나 가스가 과도하게 차 있거나 일반적으로 없어야 할 조직에 공기나 가스가 있는 것을 말한다.

■ 뇌염 encephalitis : 61, 30, 40, 37

　뇌의 신경조직에 장해가 생기든가 불건강한 상태가 일어나 염증이 일어나는 것이다. 매일 파슬리즙을 아침, 점심, 저녁으로 세 번에 걸쳐 2온스씩 마시면서 관장을 하면 유효하다.

■ 유뇨증 enuresis : 30, 40, 29

　자기도 모르게 오줌이 나오는 것을 막지 못하는 상태를 말하는데, 신장이나 방광에 무기수산결석이 있어서 일어나는 현상이다.(무기수산항을 보라)

■ 간질 epilepsy : 61, 15, 2, 30, 40

　신경조직에 독이 많이 쌓이고 필요한 영양이 부족하여 발생하는 신경의 발작 상태이다. 때로는 결장에 있는 기생충의 활동 때문에 일어나기도 한다.

　26살 난 여자에게 이러한 현상이 일어났었다. 매일 장청소를 시키기 28일째에 남성의 주먹만한 기생충 덩어리가 쏟아져 나왔다. 그런 후 수차례의 관장을 하여 기생충을 완전히 제거시켰더니 다시는 간질병이 일어나지 않았다. 그것은 우연의 일치였는지도 모르겠으나 이러한 경우가 매우 많으므로 사람들은 반드시 알고 있어야 한다.

■ 단독 erysipelas : 61, 2, 30, 40

습진과 같은데 반드시 열이 있다. 그 원인은 똑같다.(역자주 : 단독이란 피부나 점막의 다친 부위에 화농균이 침입한 것을 말한다.)

■ 눈병 eye trouble : 2, 61, 50

백내장항과 엔디브endive즙항을 읽어보라.

■ 피로 fatigue : 1, 61, 30

새로운 에너지를 계속 공급시키기에 필요한, 살아 있는 원소를 인체의 세포가 음식으로 충분히 공급받지 못하고 있는 상태를 나타내는 것이다. 피로는 죽음으로 향하는 첫 단계이다. 피로가 계속되면 조직의 세포가 파괴되고 체내에 노폐물이 쌓이게 된다. 이 노폐물을 치우지 않으면 균이나 박테리아에 의하여 치워질 것이다. 휴식, 수면, 장의 세척, 많은 생즙을 마시는 것이 피로를 회복시키는 최선의 방법이다.

■ 지방 변성 fatty degeneration : 61, 15, 30, 42

한 기관의 주위에 지방 세포와 지방 조직이 과도하게 형성된 상태이다.

■ 발열 fever : 22, 23, 24

자연이 체내에 쌓인 노폐물을 태우거나, 태워 없애려고 할 때에 체온이 정상 상태보다 더 올라가는 것을 정통적으로 발열이라고 불러왔다. 인체에 과도한 노폐물이 없고 인체의 세포에 적절히 영양이 주어진다면 발열이 일어날 필요가 없다. 계속하여 관장을 하는 등 제독을 시키면(제독항을 참조하라) 놀라울 정도로 짧은 시간에 발열이 해소된다.

■ 담낭장해와 담석 gall bladder trouble and gall stones : 30, 61, 40, 29, 23(더운 물에 탈 것)

조리한 지방이나 튀긴 음식물이 담낭의 기능을 저하시키는 가장 큰 일반적인 원인이다. 담즙 이상항을 읽어보라. 담석이나 담사는 무기칼슘 등 무기질이 담낭에 쌓이는 것인데 조직이 그것들을 동화시키지 못하기 때문이다.

모든 전분, 빵이나 곡류 제품은 무기칼슘으로 가득 차 있다. 이러한 음식을 많이 취하면 담석이나 담사를 많이 쌓이게 한다. 더운 물에 레몬즙을 타되 달지 않게 하여 하루에 몇 차례씩 마시길 3~4주간 계속하면서 처방대로 생즙을 매일 마시면 이 문제가 해결된다.

자연은 결코 담낭의 제거 수술을 시키려 하지 않는다. 간의 기능이 원활하려면 담낭이 절대로 필요하다. 우리의 몸은 우리들의 것이다. 그런데 인체기능에 대하여 잘 모르고서 외과 수술에 맡겨버리면 비난을 받을 자는 바로 자기 자신이다.

■ 위염 gastritis : 61, 15, 30

좋지 않은 음식을 먹어서 조직에 과도한 가스가 발생하여 일어난 장해 상태이다. 밀가루, 곡류, 설탕제품이 위염을 일으키고 특히 알콜은 이들 음식보다 더 위염의 진행을 촉진시킨다. 매운 양념, 즉 고추, 겨자, 식초, 담배 등도 위염에 책임이 있다. 가능한 부드럽게 갈거나 저민 날 음식을 계속 먹는 것이 요리한 음식을 먹는 것보다 훨씬 낫다.

■ **내분비선** glands

인체 내에 있는 모든 내분비선은 서로 절대적인 상관 관계를 이루고 있는데, 서로 다른 선을 자극하거나 억제하든지, 이런 저런 방법으로 유기적으로 연계되 있다.. 내분비선에 대하여 설명한 장을 자세히 읽어보라. 여러 가지의 선들이 서로 영향을 주고 받는 것에 대하여 공부를 하라. 그 선이 인체의 다른 선들에 어떠한 영향을 주는지 이해를 못하고 수술을 한다는 것은 어리석다. 선이 다른 선들과 완벽한 균형을 유지할 수 있게 영양을 주는 방법을 배우는 것이 현명하다. 선들을 이루고 있는 광물질의 화학적인 원소에 대하여 공부를 하라. 내분비선에 대하여 그려 놓은 차트를 사서 걸어놓고 계속 공부를 하라. 그렇게 공부를 하여 무용한 수술을 피한 사람들이 많이 있다.

■ **갑상선종** goita : 61, 59, 2(1/4 티스푼의 켈프, 해초분말, 파래, 달스dulse(홍조류의 일종) 분말을 탄다.

상추항과 달스항을 참조하라.)

식사에 유기 요드가 결핍하여 갑상선이 비대해진 것이다. 화학제의 요드나 요드 칼륨은 무기질이므로 인체에 해로울 뿐만 아니라 체내에 쌓여 인체조직에 해를 일으키게 된다. 최고로 좋은 유기질의 좋은 요드는 달스, 파래, 켈프 등에 있다.(해조류항을 참조하라)

(**역자주** : 켈프kelp는 주로 다시마를 말려서 만든 분말임.)

■ **임질 gonorrhea** : 61, 15, 30, 40, 76, 59

혈액이 불결하고 체내에 불건전한 물질이 발생하여 임질균이 번식한 결과이며 주로 생식기에 집중한다. 프랑스의 의사들은 백단향 기름을 가용성 캡슐에 넣어 사용함으로써 크게 효과를 보아 왔다.

■ **통풍 gout** : 61, 2, 30, 29, 15, 40, 59

알콜 등의 자극제를 많이 먹어서 관절의 인대, 뼈, 뼈의 연결부위 등에 염증이 생긴 것이다. 통풍과 류마티즘은 사촌간이라고 할 수가 있다.

(**역자주** : 통풍의 원인은 육식의 과잉섭취가 일차적인 원인이라고 할 수 있다.)

■ **결석 gravel** : 30, 40, 59, 23(더운 물에 탈 것)

빵이나 진한 전분질 음식에 있는 무기칼슘이 신장에 과립상의 분비물을 형성시켜서 일어난다.

■ 머리카락 hair : 53, 66

자주개자리즙항을 읽어보라.

■ 구취 halitosis : 61

악취를 의미한다. 인체에 발효하여 썩은 물질이 정체하여 일어난다. 충치나 소위 말하는 조직의 감염은 이와 같은 노폐물의 정체 때문에 동시에 일어나게 된다. 제독을 시켜야 이러한 노폐물을 제거시킬 수가 있다.

■ 건초열 hey fever : 61, 11, 30, 40, 15, 50, 41

우유, 전분, 곡류제품을 너무 많이 먹어서 눈, 코, 기도를 통하여 점액질이 이상 분비되는 현상이다. 신선한 공기를 마시고 주사는 맞지 않는 것이 좋다. 천식항을 읽으라. 그것이 건초열에도 똑같이 적용된다.

■ 두통 headaches : 61, 2, 30, 55, 15

체내에 노폐물이 쌓이면 200가지나 되는 증상이 나타나는데 그 중의 하나이다. 자연이 인체에 철저한 정화를 시키고 혈액을 깨끗하게 하여 머리 부위에 발생하는 과도한 압력을 풀어주려고 알리는 경고이다.

■ 가슴쓰림 heartburn

가슴앓이pyrosis항을 보라.

■ **심장장해** heart trouble : 61, 2, 30

　대체로 혈관에 불순물이 응고하여 심장에 과도한 긴장을 일으켜서 일어나게 된다. 심장의 크기는 겨우 자신의 주먹만 하고, 무게는 10온스 정도이다. 그러나 심장은 수축할 때마다 6온스의 피를 퍼 올린다. 6온스라면 별로 많은 것으로 생각이 되지 않지만 정상상태로 활동한다면 매 24시간마다 약 5,000갤런이나 된다. 그러나 긴장을 받으면 매 24시간에 25,000갤런 만큼이나 높아진다.

　사람이 정상적으로 앉아 있는 생활을 70년만 유지한다면 30억 회의 심장박동이 일어나며 소위 스트레스를 받거나 긴장을 하게되면 이보다 30%가 증가하게 된다. 우리들이 심장이나 인체의 다른 부위를 잘 보살피지 않으면 매일 매일의 기계 작동이 잘 이루어지지 않고 곧 망가져버리게 될 것이다.

　조직에서 필요한 것이라면 무엇이든 심장을 통하여 혈액이 운반한다. 그런데, 빵, 밀가루, 곡류제품의 전분 분자는 물에 녹지 않고 혈관에 엉겨 붙는다. 그렇게 되면 심장의 펌프 작용이 과도하게 긴장을 일으켜 장해를 가져온다.

　횡행결장의 왼쪽에 있는 비장의 만곡 부위에 발생하는 가스압력이 심장 장해를 일으키는 중대한 원인이 된다. 내가 쓴 「발 휴식차트」(Foot relaxation chart)는 이러한 상태에 있는 사람들에게 많은 도움을 준다.

■ **치질(치핵) hemorrhoids,piles : 62, 61, 2**

　빵, 전분질, 곡류제품을 너무 많이 먹어서 직장 하부에 있는 혈관의 끝에 혈액섬유소가 굳어지는 현상이다. 칼이나 전기바늘 등으로 치질을 제거시킨다는 것은 병원의 스포츠로는 좋을지 모르겠으나 환자에게는 그렇지 않다. 혈관에 있는 불순물을 제거시키지 않는 한 항상 치질이 재발하는 것은 피할 수가 없다.

■ **헤르니아 hernia : 61, 1, 2, 15, 30**

　내부의 어느 기관이 그 주위를 둘러 싸고 있는 막들에 균형이 깨어져 그 기관의 일부 또는 기관 전체가 돌출되는 상태를 말한다.

　(**역자주** : 원문 High blood pressure는 Blood pressure, high에 통합. Hives(두드러기성 구진)는 두드러기(Urtcaria)와 동일하므로 거기에 준함.)

■ **호치킨씨병 hodgkin' disease : 61, 27, 29, 46**

　식사에 영양이 결여되고 균형이 잡히지 않아 비장이 균형을 잃게 되어 임파선과 편도선에 종양이 발생한 것이다. 방사선요법으로 해결할 수가 없으며, 라듐요법도 효과가 없는데 그것은 방사선이 강하여 이겨내기가 매우 어렵기 때문이다. 제독을 하고 적당하게 균형잡힌 생식과 신선한 생즙만이 만족할 만한 결과를 가져온다.

■ **생식불능 impotence : 15, 1, 30, 27, 40, 31, 59**

　성생활에서 생식능력이 없어진 것을 가리킨다.

■ 소화불량 indigestion : 23(더운 물에 탈 것), 61, 1, 30, 15

좋지 않은 음식을 먹어서 소화를 잘 시키지 못하여 일어나는 현상이다. 걱정, 두려움, 불안과 같은 스트레스나 긴장 상태에서 음식을 먹을 때에 소화불량이 일어나기도 한다.

■ 소아마비 infantile paralysis : 61, 40, 32, 1, 2

이 질병을 회백척수염이라고도 부른다. 일반적으로 알고 있는 것처럼 위험하거나 자주 일어나는 병이 아니다. 이 질병을 일으키는 바이러스는 건강한 조직에서는 존재할 수가 없다. 이 질병에 걸리게 되면 그의 서식처인 체내의 노폐물을 배설시켜 균을 굶겨 죽이는 것이 합리적인 방법이다.

제독항을 읽어보라. 어떠한 경우에든 이 병의 예방법은 요리하거나 가공하지 않은 살아 있는 유기음식물로 잘 구성된 식사에 있다. 인체를 정상 상태로 재생시키기 위해서도 이러한 방법은 절대적이다. 약을 먹거나 주사를 쓰는 등의 치료법은 세포와 조직이 건강한 상태로 영양을 받을 수가 없어서 치료를 더디게 한다. 소아마비 환자가 많은 것은 끓인 우유, 설탕, 전분, 곡류, 청량음료수 등을 취하기 때문이다.

■ 인플루엔자 influenza : 61, 11, 2, 30, 41, 55

조직에 인체의 노폐물과 음식의 노폐물이 많이 쌓여 특히 기도를 통하여 질병을 일으키는 균이 서식하게 하여 일어나며 열이 나고 신경이 약해지며 크게 쇠약해진다.

■ 정신이상 insanity : 61, 37, 30, 1, 15, 2, 40, 59

체내에 독이 많은 데다 유기질의 영양분을 충분히 취하지 않아 정신 신경계에 부조화를 일으키게 된 것이다. 공포, 원망, 또는 이와 비슷한 부조화에서 오는 정신압박이 중요한 원인이 된다고 알려지고 있다.

■불면증 insomnia : 61, 37, 30, 22

신경이 긴장을 하거나 체내에 산이 많아서 수면을 취하지 못하는 것이다.

■가려움증 itch : 61, 30, 15, 1

피부의 구멍을 통하여 어떤 균이나 박테리아가 빠져 나가려고 하여 일어나는 불쾌한 상태로 작은 고름집을 내거나 심한 가려움증을 동반시킨다.

■ 황달 jaundice : 61, 30, 29, 40, 1

과로하게 된 간장이 임파관을 통하여 분비된 담즙을 피부의 구멍을 통하여 배출시키려는 결과로 일어나는 것이다.

■ 신장장해와 요산과다 등 kidney trouble, exessive uric acid,etc : 30,

61, 40, 29, 59

부적당한 식사 특히 육식을 과하게 하여 노폐물이 충분히 배출되지 않는 결과로 일어난다. 맥주, 포도주 등의 알콜 음료가 신장 장해를 일으키는 근본 원인이 된다.

■ 후두염 laryngitis : 61, 1, 30, 15

인체에 병적 물질이 쌓여 있어서 후두에 염증이 발생한 것이다.

■ 백혈병 leukemia : 1, 26, 48, 53

백혈구가 과도하고 급격히 증가하면서 적혈구가 파괴되는 것인데, 이는 식사에서 유기원소가 결여되어 일어나는 현상이다. 조리식을 지나치게 하면서 전분질, 설탕, 육류를 많이 하고, 신선한 생즙, 생야채와 과일들을 충분히 섭취하지 않기 때문에 일어난다.

■ 대하증 leucorrhea : 61, 11, 30, 2, 40, 41, 60, 59

여성의 생식기와 생식 통로에 과도한 점액질이 형성되는 것을 말한다.

■ 간장장해 liver trouble : 30, 61, 1, 29, 40, 46

활력을 잃은 음식 즉 농축된 전분, 설탕, 지방질, 육류 등을 과식하여 일어나게 된다. 맥주, 포도주 등의 알콜류는 간장 장해를 일으키는 일차적 원인 물질이다.

(역자주 : 원문 Low blood pressure는 Blood pressure, low에 합침.)

■ **말라리아열** malaria : 61, 11, 1, 30, 41, 15

혈액이 불결하여 병적이 되어 있는 데다 체내에 병을 일으키는 물질이 과도하게 축적되어 있으면서 공기에 노출되면 동물 기생충, 세균, 박테리아 등이 그 인체 내에서 기생하여 번식할 수가 있게 된다. 키니네, 애터버린 등의 약을 많이 먹어서 조직이 포화되었을 경우에는 이 약들을 인체에서 제거시키기 위하여 필요한 만큼 자주 제독하여야 한다.

(역자주 : 애터버린atabrine은 말라리아 예방약인 키니네의 상품명이다.)

■ **유양돌기염** mastoiditis : 61, 32, 2

귀의 뒷부분인 두개골의 유양돌기 부위에 점액이 많이 축적되어 염증이 일어난 상태이다. 아이에게 우유 특히 살균시킨 우유와 흰빵, 곡류, 과자 등 밀가루 제품을 많이 먹여서 키우면 이러한 염증을 유발시키는 원인을 만들어 주는 셈이 된다. 이 병에 걸리지 않으려면 이러한 식품을 멀리 해야 한다. 감기항을 참조하라.

■ **홍역** measles : 61, 6, 30, 1, 47

피부를 통하여 인체 내에 있던 균과 박테리아가 쏟아져 나오는 현상이다. 체내를 청소하려는, 특히 어린이의 체내를 청소시키는 자연의 한 방법이다.

■ 우울증 melancholia : 61, 7, 2, 30, 15, 37

인체에 독이 쌓여 있는 데다가 신경조직에 좋지 않은 영양을 주어 병적인 분위기가 유발되는 상태이다. 자신감을 상실하게 된다.

■ 뇌막염 meningitis : 61, 30, 2, 1

체내에 노폐물이 축적되어 있을 때에 뇌막염균이 침입하여 그 노폐물을 먹고 기생하여 일어나는 병이다. 인체가 깨끗하면 그 균은 먹이가 없어서 죽거나 체내에서 배설되므로 인체에는 영향을 주지 못하게 된다.

■ 갱년기 menopause : 61, 32, 73, 30, 2

여인들이 40~50년 동안 즉 반 평생동안 좋지 않은 음식을 먹어서 혈관이나 인체에 영양을 주지 않아, 결과적으로 인체를 지속적으로 그리고 즉시 재생시키지 못하여 받게 되는 형벌이다.

■ 생리불순 menstruation : 61, 49, 30, 68, 2

앞서 말한 내분비선 차트를 보고 공부를 하면 생리 불순이 일어나는 원인들을 알게 될 것이다. 선항을 참조하라.

■ 편두통 migraine : 61, 2, 30, 15, 47, 37

혈액이 불결한 데다 중추신경계에 나쁜 영양을 주어 머리 한 쪽에 격렬한 아픔이 일어나게 되는데 사람을 우울하게 만들고 기가 죽게 한다.

■ **다발성 경화증** multiple sclerosis : 61, 40, 59, 2, 1

　신경계와 척수의 세포가 영양 불량 상태가 되어 신경조직이 변성된 상태이다. 이 질병이야말로 인간이 전분과 곡류를 취하여 얻게 되는 파괴의 가장 결정적인 증거이다.

　지난 50여년 동안 관찰한 바에 의하면 이 질병의 환자가 빵, 곡류 등 전분음식을 계속 먹는 한 절대로 완치가 되지 않는다는 것이다. 그러나 식사에서 이러한 식품과 육류를 완전 제외시키고 생과일과 생야채를 먹으면서, 그리고 매일 3쿼터의 신선한 생즙을 마시고 장세척을 자주 하면 점점 회복이 되어간다.

■ **신장염** nephritis : 30, 61, 40, 29, 59

　과도한 산이 정체되어 신장에 염증이 일어난 상태이다. 나의 저서「셀러드 식사요법」에서 전분 항을 읽어보라.

■ **신경과민** nervousness : 61, 37, 30, 40, 15

　유기 알칼리질의 결핍으로 신경중추계에 흥분이 일어난 상태이다.

■ **신경통** neuralgia : 61, 37, 30, 40

　영양이 불량하여 신경계에 격렬한 통증이 일어난 상태이다.

■ 신경쇠약증 neurasthenia : 61, 37, 2, 30, 40, 55

  부적당하고 유기질이 충분하지 못한 영양으로 신경계조직이 기능상의 압박을 받고 있는 상태로 오랫동안 긴장이나 걱정, 불안에 차 있거나 과로를 하면 겉으로 나타나게 된다.

■ 신경염 neuritis : 23, 30, 61, 40

  일반적으로 요산결석이 근육과 신경을 압박하여 일어나는 결과로 격렬한 통증을 동반한다.

  육식을 하는 것이 이러한 상태를 일으키는 근본적인 원인 중의 하나이다. 육식이 요산을 과도하게 쌓이게 하여 근육에 포화가 되면 마침내 결석을 형성시킨다.

■ 여자음란증 nymphomania : 61, 2, 30, 15, 29, 40

  과도한 양념, 알코올, 흡연, 그리고 불량한 음식을 많이 먹어서 여성에게 일어나는 이상 성욕이다. 가끔은 기능 부조화와 인체 기관의 이상에서도 일어날 수가 있는데 이것은 쉽게 고쳐진다.

■ 비만증 obesity : 61, 1, 30, 15, 34

  불량한 음식과 전분질과 설탕제품을 많이 먹어서 지방 조직이 과잉하게 된 상태이다. 때로는 선線의 장해로 일어나는 수도 있다. 선 항을 보라.

  「Pavy on food」라는 책에서 반팅banting씨에 관하여 쓴 재미있는 글을 읽은 적이 있다.

그는 일년 동안 식사에서 전분과 지방질 음식, 맥주를 포함한 모든 알콜류를 제외시켰더니, 체중이 40파운드가 줄어들었으며, 허리가 12인치나 줄게 되었다. 그로부터 7년 후에 그는 다음과 같은 글을 썼다.

「한 때에는 위험하고 건강을 매우 해치는 것으로 생각했던 그 새로운 식사법으로 아주 건강하게 살아 왔다고 확언할 수가 있다. 나는 옛날보다 육체적으로나 정신적으로 훨씬 더 좋아졌으며, 건강과 안정의 고삐를 나의 손아귀에 스스로 쥐고 있다고 믿게 되어 기쁘다.」

■ **고환염 orchitis : 30, 61, 40, 29, 37, 59**

조직에 병적물질이 과도하게 정체되어 염증이 일어난 상태이며, 때로는 남용으로 발생하기도 한다.

■ **골수염 osteomyelitis : 1, 61, 48, 30, 43**

뼈의 조직이 부서지는 것으로 대개 고름이 흘러 나오게 된다. 인체의 다른 부위와 마찬가지로 뼈도 살아 있는 유기영양을 필요로 한다. 그러한 영양이 없으면 세포는 죽어가고, 노폐물이 쌓이며, 조직은 부서지게 된다.

■ **산화저하 oxidation low : 61, 30, 37, 46, 55**

조직에 유기철분이 부족하여 산소동화가 적어지는 상태이다.

■ 마비 paralysis : 61, 40, 30, 6

신경 중추계에 영양이 부실하여 수의근과 부수의근을 억제하고 협력시키는 힘을 상실한 상태이다.

(**역자주** : 원문 Paralysis infantile과 infantile paralysis는 동일.)

■ 부전마비 paresis 不全痲痺 : 61, 2, 40, 30, 6, 47

적당한 유기질 영양의 부족으로 대외부 신경들에 협력의 기능이 상실한 상태이다.

■ 복막염 peritontis : 61, 30, 40, 15

복막에 염증이 생긴 것을 말한다.

■ 정맥염 phlebitis : 61, 2, 30

전분질과 무기칼슘을 과도하게 섭취하여 조직에 병적 상태가 일어나 정맥에 염증이 발생한 것이다.

(**역자주** : 원문 치핵pile은 치질과 동일하므로 그 항을 읽어보라.)

■ 늑막염 pleurisy : 30, 61, 40

인체에서 병적인 물질을 적당히 배설시키지 못하여 늑막에 염증이 생기는 것이며, 숨을 쉴 때에 열이 나고 고통을 동반시킨다.

■ 폐렴 pneumonia : 61, 30, 11, 41

우유, 농축된 전분질, 설탕류를 많이 먹어서 인체조직에 많은 양의 점액질과 병을 일으키는 물질이 쌓인 결과 폐조직에 염증이 발생한 것이다.

■ 임신 pregnancy : 1, 30, 61, 2, 48, 32, 53

예외가 없이 인생에서 가장 중요한 시기로 아기가 아직 태어나지 않은 상태이다.

임부의 무절제한 습관으로 담배를 피우고 술과 청량음료, 우유(특히 살균을 한)를 마시면서 진한 전분질 음식, 설탕제품 등을 마음껏 먹으면 아기에게 변성과 광물질의 부족증을 안겨준다.

살아 있는 유기질 음식인 생야채와 과일에다 신선한 생야채즙을 매일의 식사로 취하면 건강한 아기를 낳게 되며 산모도 건강해진다.

시도해보라. 당근즙 항을 읽어보라.

■ 탈수 prolapsus : 61, 2, 30, 40, 15

부적합한 식사를 한 결과 신경과 근육 조직이 조화를 잃게 되어 어느 한 조직이 제 위치에서 벗어난 상태를 말한다.

■ 전립선장해 prostate trouble : 23, 30, 61, 1, 85

오래동안 죽어 있는 영양을 과잉 섭취하거나, 살아있는 영양을 적게 취한 결과로 나타난다.

■ **마른 버즘** psoria sis : **61, 30,** 15, 1, 2

인체 내에 있는 병적인 물질과 인체 노폐물을 먹고 사는 균의 집단이 피부를 통하여 인체를 떠나려 하는 현상으로 자극을 일으키게 된다.

■ **신우염** pyelitis : **30, 61, 1, 40,** 29, 28, 59

조직에 과잉의 요산이 정체되어 있어 골반부위에나 신장에 염증이 일어난 상태이다.

■ **치주농루** pyomhea : **61, 1, 2, 30**

인체의 전조직에 노폐물이 과도하게 쌓이고 살아있는 유기질의 식사를 하지 않아서 치근에 염증이 생기고 치아가 흔들리는 상태가 일어난다.

■ **가슴앓이** pyrosis(heartburn) : **30, 61,** 29, 40, 59

좋지못한 식사를 하여 일어난 발효와 부패 때문에 과도한 요산이나 병적인 물질이 많이 쌓여 있어서 가슴이 타는 듯한 증상을 일으키게 된다.

■ **편도선염** quinsy : **61, 30, 2, 1**

조직에 인체의 노폐물과 음식의 노폐물이 많이 쌓여서 목에 염증이 일어난 것이다.

편도선에 노폐물이 집중적으로 쌓이면 종기가 발생된다. 편도선 항을 참고하시라. 제독을 하면 해결이 된다.

제독항을 읽어보라.

■ **곱사병** rachitis, rickets : 61, 1, 48, 37, 6, 30, 46

유기칼슘을 위시한 원소가 부족하면 뼈를 불균형스럽게 하고 연화시키거나 굽어지게 한다.

■ **신장결석** renal calculus, kidney stones : 23, 30, 61, 40, 29, 28, 59(더운 물에 탈 것)

무기물질, 원천적으로 진한 전분질에 있는 칼슘이 신장에서 석회석을 형성시킨다.

■ **류마티즘** rheumatism : 23, 30, 61

모든 육류나 육류제품은 소화가 된 후에도 체내에 요산을 축적시키게 된다.

당근, 비트, 오이즙 항을 읽어보라. 이 요산은 체내에 머물다가 근육에 흡수되어 곧 석회화 된다. 이들 석회화된 날카로운 요산결석이 고통의 원인이 되어 류마티즘을 일으킨다. 샐러드식사법의 단백질 항을 읽어보라.

■ 비염 rhinitis : 61, 30, 40, 11

주로 부비강에 많은 양의 점액이 쌓여서 코점막에 염증이 일어나는 것이다.

■ 성흥염 scarlet fever : 30, 61, 68, 47, 66

조리식을 많이 하고 생식품과 생즙을 충분히 먹지 않은 결과로 조직에 음식의 노폐물과 인체의 노폐물이 많이 쌓여서 거기에 대항하여 일어나는 인체의 현상이다.

■ 좌골신경통 sciatica : 30, 61, 40, 28, 29, 59

일반적으로 조직에 요산이 과도하게 쌓여 좌골신경이나 그 주위의 근육에 염증이 일어난 것이다.

■ 경화증 sclerosis : 61, 62, 32, 30

인체의 어느 부위가 딱딱해지는 것이다. 다발경화증 Muitiple sclerosis항을 참조하라.

■ 연주창 scrofula : 61, 2, 15, 40, 30

나쁜 음식을 먹은 탓으로 무기질이 쌓여 선線에 고름이 형성되는 것이다.

■ 괴혈병 scurvy : 61, 15, 2, 30, 29

유기질의 영양이 결핍된 불균형의 식사를 한 결과로 나타난다.

■ **성병** sexual disease : **61, 30, 2,** 15, 40, 29, 28

성생활의 과다에서 오는 염증으로 충분한 유기질 영양의 결핍은 기관을 약화시키고 기능의 부조화를 초래시키며, 병적인 물질이 쌓이게 되어 세균의 감염과 번식을 유발시킨다.

■ **누관장해** sinus trouble : **61, 11, 30, 1**

우유와 전분질, 설탕 제품을 너무 많이 먹어서 점액질이 과하게 쌓여서 일어나는 현상이다.

■ **잠을 자지 못하는 병** sleeplessness : **61, 22, 37, 30**

과도한 신경 긴장과 인체에서 노폐물이 잘 배출이 되지 않아서 일어나는 현상이다.

■ **천연두** smallpox : **61, 30, 1, 2,** 37, 40, 53, 55

체내에 부패한 물질이 과도하게 쌓여서 천연두를 일으키는 세균의 번식을 초래시키게 된다. 이때에 세균이 폭발적인 번식을 하고 떠나면서 피부에 구멍을 남긴다.

이 질병에 대항하는 왁진은 효과가 없을뿐더러 위험하기까지 하다.

병든 소로부터 취한 부패한 왁진을 인체에 주사함으로써 병으로 죽는 것보다 더한 병신이 되거나 무능하게 된 사람들이 많이 있다.

 몸의 안팎을 청결히 하고 살아 있는 유기성의 음식과 많은 양의 여러 가지 신선한 생즙을 마시게 되면 천연두 세균이 번식할 수가 없게 되어 이 병에 걸리지 않게 된다.

■ **불임증** sterility : 61, 30, 1, 2, 29, 40, 48

 생체 기능의 부조화로 일어나는 상태이다. 일반적으로 오랫동안 살아 있는 유기질이 있는 음식을 취하지 않은 데다 체내에 노폐물이 끊임없이 쌓이기 때문이다.

■ **매독** syphilis : 61, 30, 66, 62, 51, 46

 체내에 팔리다pallida 파상균이 침입하여 번식할 수 있는 적절한 노폐물이 있으면 생존하게 되는데, 그때에 이 병명이 주어진다. 이 노폐물은 주로 전분질, 육류, 끓인 우유에서 나온다.

■ **혈전증** thrombosis : 62, 2, 61, 30

 빵, 주류 등 전분질의 물에 녹지 않는 전분 분자가 혈관에 쌓여 혈관의 흐름을 막고 혈액이 응고하기 때문에 일어나는 현상이다.

■ **편도선염** tonsilitis : 61, 30, 1, 2

 편도선이 과로하여 염증을 일으켜서 일어나는 결과이다. 편도선은 인체에서 방어의 제1선에 있으며 체내에 노폐물이 급속히 쌓이게 되면 그것을 향한 세균의 큰 집단이 달려드는데, 편도선은 그것을 막으려고 한다. 그러므로 편도선을 제거한다는 것은 거세를 하는 것과 같다. 편도선을 제거시키면 사람의 성격에도 영향을 주어 아이이든 어른이든 환관 비슷하게 되며 여성은 신경질적이고 쌀쌀한 성격으로 변하게 된다. 이 수술로 인체 조직이 급격히 퇴화되는 것을 관찰할 수가 있다.

이탈리아의 칼데롤리calderoli를 중심으로 한 의사들은 베를린대학과 비엔나대학에서 30,000명 이상의 사례에 대하여 연구를 한 후에 보고서를 발표했다.(Reports명 : I1 Scottosesso neipopolisenza tonsilla).

나는 개인적으로 칼데롤리 박사와 의견을 나누었으며, 그들의 보고서가 정확하다고 보증을 할 수가 있다. 그들의 공동작업자들은 다음과 같다. 파소우passow, 킬리안kilian, 할레halle, 잔센jansen, 알브레트aldrecht, 구츠만gutzman, 호퍼hofer, 필러pilhler, 마르식크marsehik 의사들이다.

■ **독혈증 toxemia** : 61, 30, 37, 15, 40

신체의 노폐물이 정체해 있거나 대사와 소화의 노폐물이 많이 쌓여서 중독된 상태이며, 과도한 산성 체질이 된다.

■ **결핵 tuberclosis** : 61, 45, 1, 30, 2, 11, 37, 40, 41

조직에 점액질이 과도하게 쌓여서 결핵균이 번식하게 되며 결핵

균은 조직주위를 파괴시켜 나간다. 특히 우유는 생것이든 살균을 했던 인간이 먹는 음식중 가장 많이 점액질을 형성시키는데, 이러한 점액질이 결핵균과 같은 세균의 먹이가 된다.

다른 원인들보다도 아마 살균한 우유를 먹는 것이 결핵 발생 빈도를 높여 준다고 할 수가 있을 것이다.

■ **종양 tumors : 62, 61**, 30, 40

뇌종양, 골(뼈)종양, 간종양, 자궁종양 등은 유기질 원소가 부족한 데다가 농축된 무기 전분음식, 특히 밀가루 음식을 너무 많이 먹어서 일어나게 된다. 그리고 오래된 원망, 분노, 좌절감과 같은 파괴적이고 부정적인 마음의 상태가 이들 병을 일으키는 중요한 원인들이 된다.

■ **티푸스성질환 typhold : 61**, **30,** 28, 1, 37, 6

인체에 유기원소가 부족하여 세균의 침입과 번식을 유발시키는 것으로, 티푸스성 균이 침입하면 장간막성열을 동반시킨다.

(**역자주** : 장간막성열 mesenteric fever – 장간막이란 복막의 일부분으로 한쪽 끝은 창자에 붙어 있고 다른 끝은 척주의 앞을 지나 복막에 이어져있어 신경과 혈관을 인도한다. 거기에 열이 발생하는 것이다.)

■ **궤양 (주로 위궤양) ulcer, chiefly gastric : 61**, 1, **30,** 5, 37, 6

좋지못한 음식들을 먹어온 결과로 노폐물이 발효 부패하여 조직이 건강하지 못하게 된 결핍성 질병이다. 지나친 걱정 등「암과 종양」에서 설명한 부정적인 생각들이 궤양을 일으키는 요인이 된다.

■ **파상열** undulent fever : 61, 30, 20, 22, 23

자연이 체내에 쌓여 있는 노폐물을 태워 없애기 위하여 일으키는 여러 증상 중의 하나이다. 파상열이 발생하면 세균은 노폐물을 파괴시켜 나가는데, 마치 화부처럼, 때로는 인체의 열을 간헐적으로 올리기도 하고, 때로는 지속적으로 올리기도 한다. 체내에 노폐물이 없으면 결코 열이 생기지 않는다. 파상열을 일으키는 세균은 살균한 우유를 먹이로 삼는다.

■ **요독증** uremia : 30, 61, 29, 40, 59

혈관에 요소나 기타 오줌으로 배설되어야 할 물질이 남아 있는 상태이다.

■ **두드러기** urticaria, hives : 61, 2, 30, 15, 1

체내에 산이 과도하게 쌓여 있어서 피부를 통하여 배출시키고 정상 상태를 회복시키려는 작용이다. 알레르기항을 보라.

■ **정맥류** varicose veins : 61, 2, 30, 62, 15

전분과 설탕이 많이 들어 있는 식사를 하여 정맥 혈관의 벽에 석회질이 쌓이게 하는 것이다.

막스거슨 요법으로 암을 고친
암 승리자들의 증언

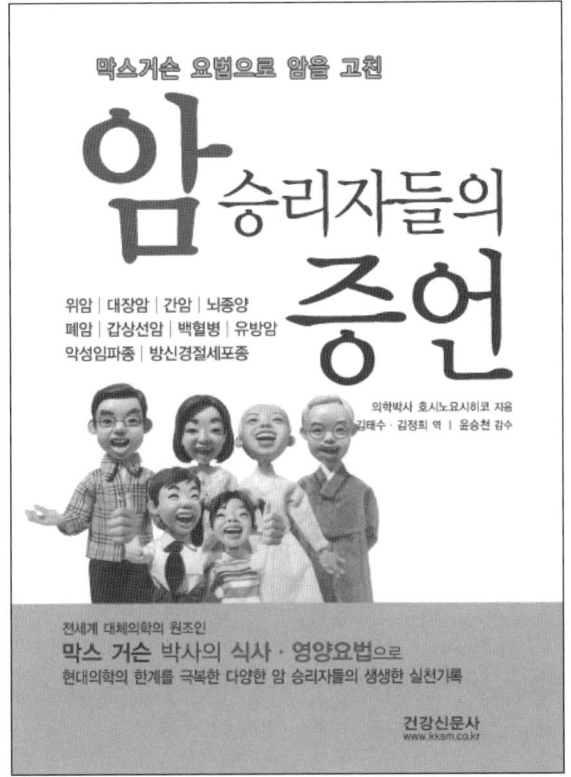

전세계 대체의학의 원조인
막스 거슨 박사의 **식사 · 영양요법**으로
현대의학의 한계를 극복한 다양한 암 승리자들의 생생한 실천기록

호시노 요시히코 지음 / 372면 / 값 20,000원

암의 재발과 전이를 억제시키는
통합의학적 암 치료 프로그램

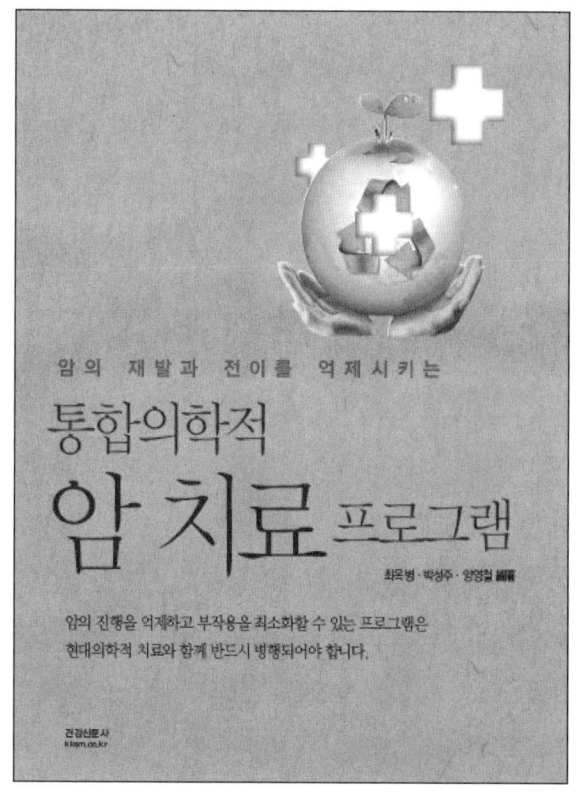

최옥병 · 박성주 · 양영철 편저 / 236면 / 값 20,000원

도서주문 및 문의 02-305-6077